大是文化

奧運金牌天天做的動眼訓練

看到字海就浮躁、看錯數字、
東西在眼前卻找不著、打球被笑協調差、
窄巷會車停車老A到……有救

米国ビジョントレーナーが教える
眼を動かすだけで1分間超集中法

美國視光學博士
北出勝也◎著　李友君◎譯

目錄

第一章

老恍神、出錯，問題出在動眼力 23

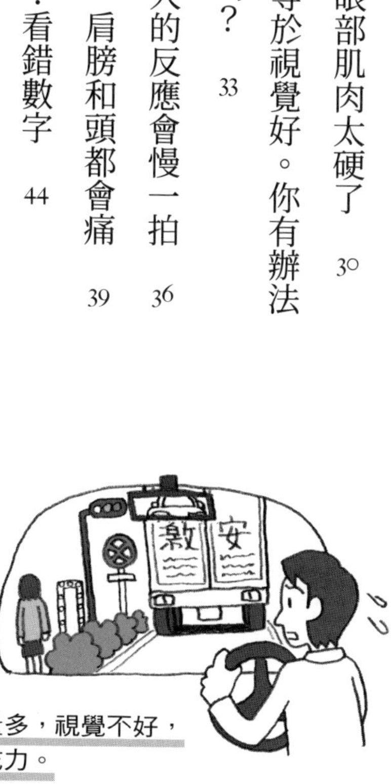

當資訊量多，視覺不好，開車就吃力。

第二章

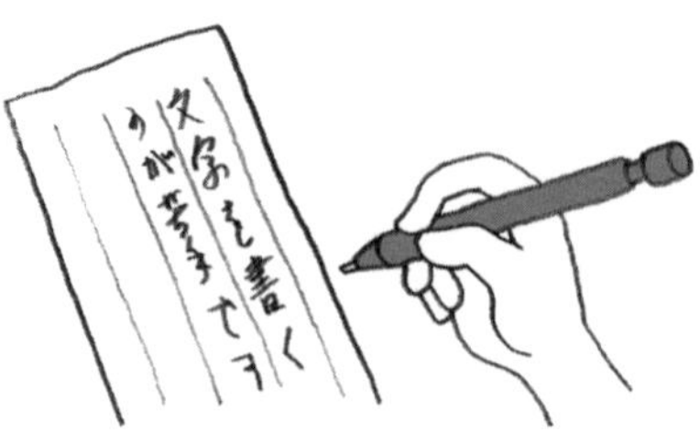

字跡髒汙。

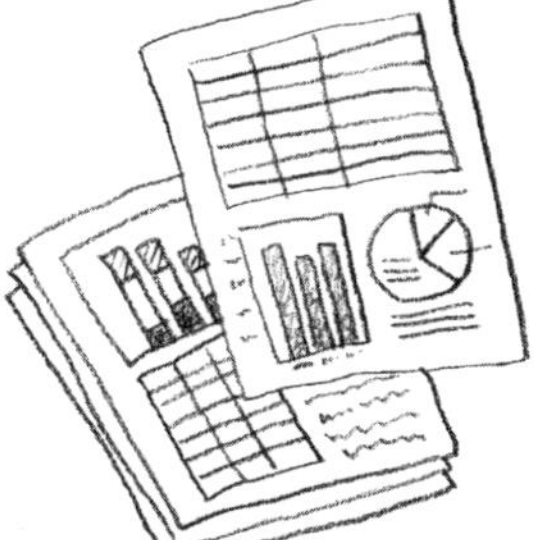

加強視覺，就不易看錯或跳行。

第四章

用兩隻拇指就能辦到

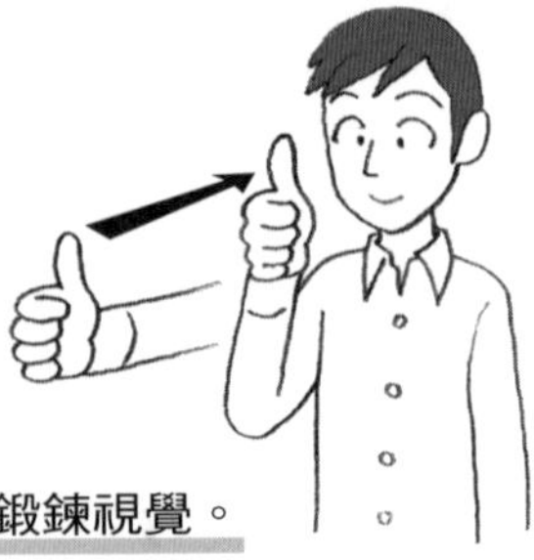

用拇指來鍛鍊視覺。

第五章

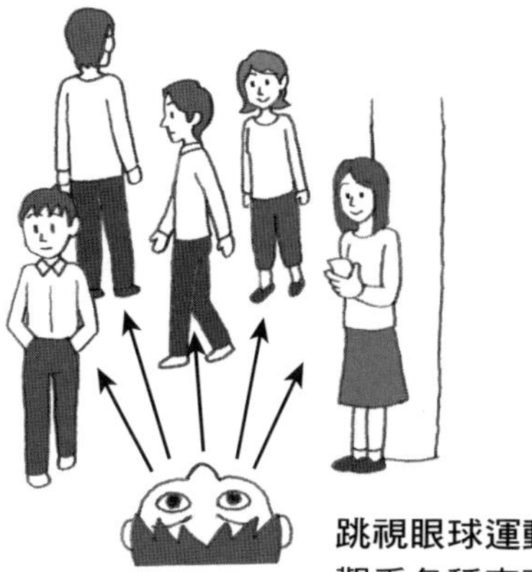

跳視眼球運動

觀看各種東西，四下張望。

後記

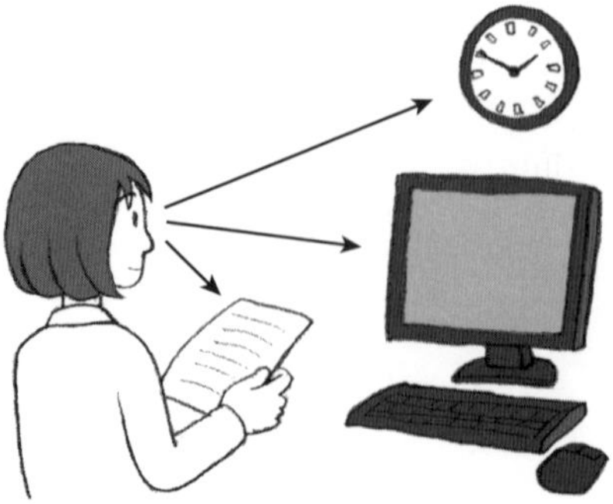

雙眼協調
輪流觀看不同距離的東西時。

推薦序一

動動眼，沒壞處

馬偕醫護管理專科學校視光學科副主任／吳昭漢

人體是非常精密的機器，充滿著巧妙又精細的設計。然而這臺機器需要暖機、保養：有人的機體先天優秀，也有一部分人的機體運轉不順暢，需要比較久的磨合期。

我們會在意孩子時間到了會不會叫爸爸、媽媽；會不會爬跟走；會不會自己上廁所……但我們好像很少去關心孩子，看得清楚嗎？看得舒服嗎？

在大人身上，這個問題並不見得比較少。臨床案例上有許多視力優良，但是配鏡不適的案例，甚至引起部分民眾產生這種想法：「眼鏡不能配太清楚，不然會不舒服」。難道清晰跟舒適真的無法並存嗎？有時候就是差了視覺訓練這塊拼圖。

視覺訓練的真實目的是改善視覺機能，但並不包括改善屈光不正（也就是近視、遠視、散光）。

作者北川勝也在書中特別獨立了一個章節：〈確定眼睛沒有其他異常，才能開始〉，明確的指出屈光異常或者是眼睛疾病，並不能透過訓練來解決。需要先請眼科醫師處理完疾病問題，由驗光師處理完屈光異常以後，再開始訓練也不遲。這一點非常重要！屈光異常本身就會造成視覺機能異常，如果沒有處理好就開始訓練，就好像在扭傷的情況下，還進行體能訓練，只會讓情況更糟而已。

本書的視覺運動大至分成三個階段：第一階段眼球運動、第二階段眼球與身體同時運動、第三階段則為必須有意識的使用看到的資訊。

這三個階段實際上是有順序性的，但每個人視覺機能衰退的程度不同，倒也不需要堅持每次都要從基礎動作開始做起。

我建議第一次開始訓練時，先照書上的順序一項項測過：先完成第四章的基礎系列，再完成應用系列，最後才是第五章的視知覺訓練。第二次以後，可以照樣從頭做起，也可以直接跳到比較有障礙的項目開始。學習這些訓練，不管是天天做也好，或是只在累的時候，當成伸展操稍微做一下也好。相關的知識學習到了，如何運用都是操之在己。

仔細想想，當我們聽到一些令大腦當機的錯愕訊息，是否會下意識的翻白眼，或是急得視線四處亂轉？反過來說，作者主張視覺訓練可以防失智、改善心情等，這些乍聽之下有點神奇的效果，是不是真的有可能實現？我覺得不妨以開放的心態嘗試看看，也許效果就是那麼神奇也說不定。

總之動動眼，沒壞處。

推薦序二

動眼訓練，矯正和增強視覺效率及處理能力

中山醫學大學視光學系系主任／鄭靜瑩

雙眼的共同運作，除了達到良好的視覺效率，對於末端複雜的神經系統整合之建構、視知覺技能、視動協調與空間意識，甚至是更高階的閱讀及拼字學習等，必須整合雙眼的各項能力，才能順利完成。

根據相關文獻，部分雙眼視覺機能異常的患者，會在近方工作或閱讀時出

現症狀，如閱讀時須依賴手指視讀、容易跳行、字體反轉或鏡像、甚至對任何與近距離視覺相關的工作沒有興趣。

研究指出，學習障礙的學生有視覺相關的困擾，如調節與動眼障礙等，占了很高的比例。視覺有問題嚴重者可能會有頭痛、眼睛疲勞或不適、複視、喪失集中力、揉眼睛、過度眨眼、畏光等症狀。此外，雙眼視覺機能若發生異常，可能會導致其他相關的生理性問題，例如睡眠障礙、周邊感知能力與運動能力，甚至整個空間、方向感的喪失，而使人無法辨認身在何處。

所謂動眼訓練，除了常用於斜視與弱視患者的視力訓練外，在國外也常用於屈光矯正和改善眼球運動障礙、非斜視性雙眼視覺功能障礙、聚焦困難、眼球震顫等，某些視覺感知或訊息處理障礙的臨床方法。也是眼科醫師和驗光師針對每個個案的特殊狀況，運用一系列的動眼訓練課程，來矯正和增強病患的視覺效率及視覺處理技能。

運動視覺（Sport Vision）在國內視光領域（Optometry）很少被討論；過

去的研究指出，運動視覺與雙眼視覺（Binocular Vision）及其發展出來的視覺知覺（Visual Perception）有很大的關係。

一項由中山醫學大學團隊所做出來的研究顯示，運動員除了近視度數比非運動員少之外，其雙眼的垂直整合能力、雙眼的調節靈敏度、以及雙眼的調節反應能力，都遠比與非運動員來得好。而上述的各項視覺功能，又與周邊知覺系統及身體平衡等各項測驗，有顯著相關。以此邏輯，訓練雙眼視覺的能力，對運動員的整體運動表現有很大的幫助。

《奧運金牌天天做的動眼訓練》作者北出勝也是日本眼科驗光師，他談及的內容，恰巧符合本人近期積極投入的研究與訓練，我很高興能推薦本書。

這本書於眼科醫師、驗光師、特教老師、職能治療師，甚至是學生家長都有很高的參考價值。

前言

眼睛跟身體一樣，都要靠肌肉來運作

「眼睛竟然這麼不靈活！」二〇一五年十二月，我初次檢查倫敦奧運拳擊金牌得主村田諒太選手的眼睛時，感到非常的驚訝。

前拳擊手飯田覺士是WBA超蠅量級（按：WBA即世界拳擊協會〔The World Boxing Association〕的簡稱；超蠅量級〔super flyweight〕，為職業拳擊的重量級別之一）冠軍，他還沒退役時曾做過動眼訓練。

由於村田很難看清楚比賽對手的動作，他便透過飯田的介紹，找我檢查眼睛。這就是村田選手和我的相遇。

繼一九六四年以來，村田是第一位在奧運獲得金牌的日本拳擊手。而且他比的量級，是選手最多、對體格優異的歐美選手更為有利的中量級。可以說，之前沒有任何日本選手在這個量級中獲得金牌。

擁有這般佳績的選手，現在卻沒辦法靈活的運用眼睛。

具體來說，當時村田碰到的狀況，是轉動眼球時，眉間會擠出皺紋，或看東西時，只能靠轉頭來改變視線。眼睛不靈活，就代表視野變得狹窄，對拳擊手來說，這會成為比賽時的一大障礙。

我在檢查村田的眼睛時，除了感到驚訝，同時產生了很高的期待，我興奮的想：「他在沒辦法好好活動眼睛的情況下，還能獲得金牌，假如做了眼部訓練，他會變成多麼傑出的選手呢？」

之後，村田每天勤快的訓練眼部。就我看來，他做訓練後，眼睛很快且明顯有了改善。他表示，自從開始訓練後，不僅擴大視野，也容易看到對手出拳動作，覺得游刃有餘。

二〇一九年十二月二十三日，在橫濱體育館舉行一場防衛賽，村田面對加拿大選手史蒂芬．巴特勒（Steven Butler），仍漂亮的贏得全勝。因為他能清楚看清對手的動作並沉著應戰。

動眼訓練會提升每天的表現

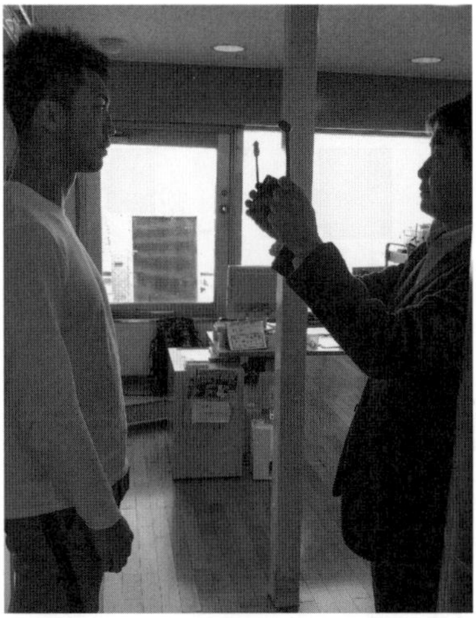

▲圖 1　村田接受作者動眼訓練的場景。

我出生於神戶，老家開眼鏡行，因此對我來說，眼睛和視覺是很熟悉的領域。

為了繼承家業，我在名古屋的眼鏡專科學校學習專業知識，並在大學畢業後，前往美國奧勒岡州的研究所留學。其實當時的我並沒有雄心壯志，思考層次停留在「要是在美國觀光時，能順便學到有益的知識就好了」。

事實上，美國是視覺研究的先進國。比起只看重視力矯正的日本，美國不但藉由訓練視覺能力，來提升運動選手的表現，更利用視覺訓練來輔助有發展障礙的兒童。

雖然一般人不太清楚，不過**眼睛跟手臂、腿部一樣，需要借助肌肉運作。**

眼球周圍主要有六條肌肉，

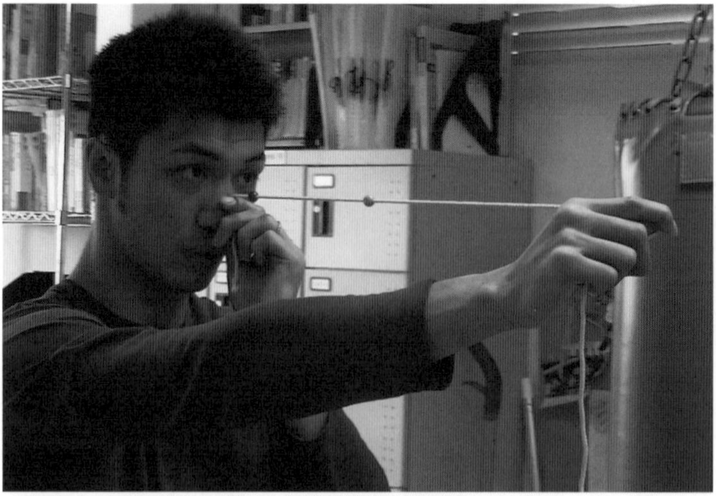

▲圖 2 村田使用帶子訓練雙眼協調。

人們藉由這些肌肉來控制眼球活動，以視覺捕捉標的物。換句話說，既然眼睛靠肌肉來活動，那麼就可以透過訓練來鍛鍊。透過鍛鍊，便能消除許多人的煩惱。

知道這一點後，我思考層次有了轉變，更因此出現轉機。

我花了四年從研究所畢業，取得驗光師證照，然後回到日本。儘管驗光師證照在美國是擁有超過一百年歷史的國家級認證，但在日本卻只有十幾個人擁有驗光師證照，所以很少受到矚

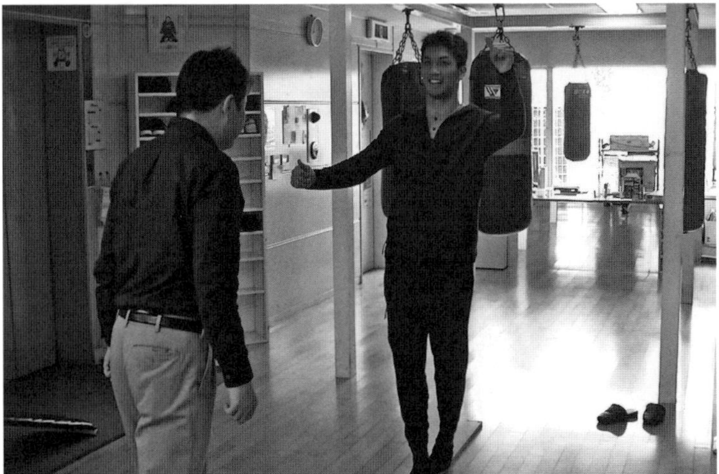

▲圖 3 鍛鍊身體意象的同時，做眼球運動訓練。

目。我在一九九九年回國之後，透過在日本教育機構演講、執筆寫書及訓練職業運動員等方式，努力普及視覺訓練。

簡單來說，眼科醫師肩負的職責是治療眼部疾病，驗光師則是負責改善視覺能力。

視覺能力，不只是單純看遠方的視力，還有所有眼球的運作，以及在腦中掌握形狀的視覺空間認知功能等。只要**適當鍛鍊這項能力，即可提升專注力和工作效率，對中年人或高齡人士，則能夠預防健忘症和失智症**，獲得其他各種功效，這一點已獲得科學證實。

本書講解的訓練法，任誰都能輕鬆辦到。我寫下本書的目的，在於輔助讀者建立健康充實的生活。

第一章

老恍神、出錯，問題出在動眼力

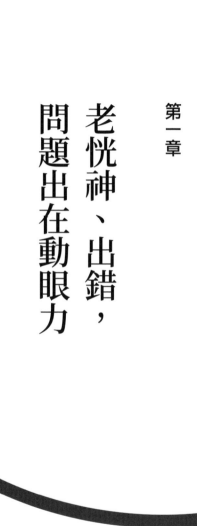

1 視覺能力，不單指視力

我們不須特別意識，就能使用全身肌肉；靠心肺功能讓氧氣和血液循環；用大腦邊思考邊活動。關於這點，眼睛也是一樣。例如，在日常生活中，我們不管做什麼，都會用到雙眼，如看路或看書。但儘管如此，視覺能力卻不太引起人們的注意，真是不可思議。

這裡提到的**視覺能力，並不是單指視力**，而是正確掌握映照在視野中的資訊，再靠大腦迅速處理。換句話說，就是指**透過眼睛運作的整體能力**。

當這種能力逐漸低下，便會對生活帶來龐大的影響。例如：

- ◉明明有緊急的工作，卻無法專心做事。
- ◉漏看重要的地方，常常唸錯字。
- ◉一整天盯著電腦，也沒辦法提升效率。
- ◉明明認真做事，工作卻有很多疏失。
- ◉對運動沒自信，尤其是球類運動或駕駛。

各位有沒有正被這樣的煩惱折磨呢？

疲勞、身體狀況以及其他身心條件，會大幅影響人的專注力。因此，大多數人在精神開始渙散時，都認為只要稍微休息，就能重新集中精神，於是沒有深入思考其中的原因。

假如，你失常的真正原因是視覺出問題，該怎麼辦？

當視覺沒有正常發揮功能，不但無法集中專注力、注意力，更有可能在其他想不到的地方，帶來不良影響。

舉例來說，當人的視力開始衰退，有了老花眼時，會發覺生活突然產生很多不便。畢竟以前看得清楚的東西變得難以辨認，任誰都會感到異樣。

話說回來，**人對於視覺能力變差，出乎意料的遲鈍**。

所以我認為要先假設，生活中感到些微不便和障礙的原因，在於眼部出問題。因為，一旦視覺能力低落，就無法正確分辨事物，無法精準的處理資訊，也沒辦法讓腦部和精神狀況保持正常。

這時候，可以藉由視覺能力訓練，來大幅改善狀況。

2 別怪孩子不看書，全因動眼能力弱

如果動眼能力（按：包括轉動眼球、縮放瞳孔、調水晶體厚度等功能）變弱，會出現以下這類問題：快速動眼效率低落、視野變窄，或是注意力能集中的範圍越來越小。就連經常漏看或看錯等工作上的失誤，究其原因也是眼球運動出問題。

有些人之所以不擅長運動（尤其是球類運動）和駕駛，其原因或許跟眼睛有關。如不擅長球類運動的人，可能是眼球運動能力不太發達。

另外，有的人在小學時，覺得讀字或寫字很難；讀國中時，因為上課進度加快，跟不上老師寫板書的速度，所以得向同學借筆記……其實並非他們學力有問題，而是因動眼能力貧弱。

有許多孩子接受視覺能力訓練之後，變得擅長閱讀，習得書寫能力，進而培養出自信。

可惜的是，許多人不知道這些問題背後的原因跟眼睛有關，更不知道可以透過訓練來改善狀況，所以沒有採取任何對策。就如我在前言提到的，這跟日本的教育現場疏於鍛鍊視覺能力也有關係。

3 無法專注？眼部肌肉太硬了

視覺與人的日常生活密切相關。正因如此，所以我們要讓眼睛活動自如，否則會出現意想不到的弊病。其中，一個淺顯易懂的例子就是專注力。

視覺其實跟專注力有關，因為眼睛和腦部之間有很深的關聯。

人透過視覺捕捉事物時，腦中的「視覺皮質」部位，會處理所見的資訊。接著額葉會根據辨識到的資訊，將命令傳達到身體各個部位。

舉例來說，當你試圖拿起眼前的玻璃杯時，或是要避開迎面走來的人時，統統都要靠腦部根據視覺資訊來下達命令，進而採取下一步行動。這時，要是腦部沒能正確掌握來自視覺的訊息，就無法正確傳達命令。

假設，你想拿起玻璃杯，你以為它距離自己約四十公分，但實際上玻璃杯位在三十五公分處，那麼指尖會撞倒玻璃杯，讓液體灑出來。

也許讀者身邊曾出現這類冒失的人：手裡拿的東西一下子就掉下來，或走路容易絆倒滑跤，其實這些情況，都有可能是因為視覺功能不完備。

假如辨識視覺資訊不正確，生物就無法採取正確的行動。

我在這裡提到眼球運動的觀點是，眼球和手腳一樣，皆為與腦部互有關聯的運動器官之一。假如眼球運動不足，視覺資訊就會變得模糊不清，工作效率和專注力因此降低。若讀者**感覺自己有時莫名失常，可能就是眼睛造成的**。

提了這麼多內容，相信各位已經明白視覺能力訓練，是個能讓雙眼順利活動，並發揮適當功能的訓練了。

接不住球，因為只運動身體，沒練眼睛

其實我在求學時，曾為眼球不夠靈活所苦。我從國中到大學都參加美式足球社，我在某段時間突然發覺，我常常沒辦法接住隊友傳過來的球。無法在重要的賽事中穩穩接球，讓我相當煩惱，我甚至因此被派到專門撞擊對手的位置了（按：美式足球的球員位置主要分成進攻組、防守組及特勤組。進攻組球員要保護傳球員而抵擋對手；防手組則要主動攻擊對手，避免對方得分）。

我原本以為自己是單純技術和球感不足，所以拚命的增加重量訓練，來鍛鍊肌肉，急著設法擺脫困境。結果在這個過程中，我的脖子受傷了，最後在我大學二年級時，放棄參賽。

當然，假如這是球員個人能力的極限，那也沒辦法。不過，我後來去美國念研究所，才知道視覺能力是意想不到的弱點。

4 視力好，不等於視覺好。你有辦法「鬥雞眼」嗎？

人可以看得多精確呢？

我從小視力就很好，所以我從來沒想過這個問題。除了我沒想過自己的視覺能力有問題之外，在當時的日本，就算有視力檢查，也沒有那麼多機會可以檢測視覺功能。

現在回想起來，我小時候碰上的麻煩事，就是因視覺能力貧弱而造成的，例如，閱讀時，經常把一行字看成兩行；長大後，我讀論文時，仍在文章中看見疊影，沒辦法流暢的看下去。

這類的事情對過去的我來說，可以說是家常便飯。再加上，**人們無法比較自己和別人看東西的畫面有什麼不同**，所以一直以來，我也不覺得這個狀況有問題。

後來，我在美國研究所讓人仔細檢查眼球的運動能力，結果發現我的雙眼向內轉動的能力非常弱。

簡單來說，若有這種狀況，人很難看見近處的東西。

不過，因為我已經習慣這種觀看方式，至少我在日常生活中，沒有因此感到任何不便，所以沒機會注意到這項缺陷。

在美國發現的結果，就成為我深入認識視覺能力訓練的原因。

我現在教你一招，可以簡單自我檢測雙眼轉動的能力。

首先豎起大拇指並伸直手臂，將目光焦點對準大拇指的指甲，然後手內縮，慢慢朝兩眼之間靠近。這麼一來，雙眼便隨著大拇指的靠近，而往中間看

▼圖 4　簡單測試雙眼內聚的能力好壞

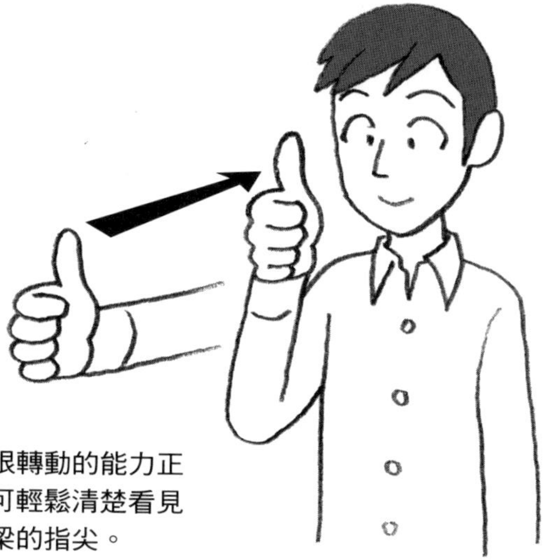

只要雙眼轉動的能力正常，即可輕鬆清楚看見靠近鼻梁的指尖。

（見圖4）。

假如你在這時看見兩個大拇指、焦點模糊或覺得難以觀看，即使大拇指離雙眼超過十公分，也覺得眼睛有負擔，就表示你跟當時的我一樣，雙眼轉動的能力低下。

相信許多人一定跟過去的我一樣，為視覺能力貧弱的弊病而苦惱。自己的眼球運動能正常運作到什麼程度？請務必實行第二章的「眼睛專注力自我檢測，你勾了幾個？」。

5 眼力不足，人的反應會慢一拍

如前言介紹的村田諒太選手一樣，透過改善眼球活動能力，讓成績大幅成長的運動員逐年增加。

不只是拳擊，**眼力在任何運動當中都很重要**。尤其是球類運動，在比賽時思考，並瞬間應付來自四面八方的球。除了看，眼和腦的合作更是關鍵。

最近有個女子排球V聯賽（按：為日本男子及女子排球的最高級別聯賽）一級球隊的選手，來找我訓練眼力。

V聯賽的選手具有堅強的實力，照理說雙眼運動能力，在某種程度上也會比一般人優秀。

不過，我幫她做眼球運動檢測後，卻發現她的眼睛轉到某些方向，會變得不靈活。經諮詢後，那位選手表示自己有不擅長的接發球球路。因為眼睛難以捕捉到球，所以接球動作總是很不自然。

我要求對方之後每天做幾分鐘活動眼睛的訓練，將重心擺在改善雙眼不靈活的問題。這位女選手持續做一個星期的眼球運動，她說以前常漏接的發球，現在能穩穩接住了。

不僅如此，眼球運動訓練的功效還受到教練認可，於是納入隊伍練習計畫和賽前暖身運動中，由全體選手實際操練。這支隊伍從二〇一九年十二月以聯賽冠軍為目標，且捷報連連。

我期盼有越來越多運動選手，也能採用動眼訓練，以提升表現。

話說，我在前陣子遇到我的小學老師，他求學時玩過美式足球。

當時隊友們指出，那位老師在接高度飛超越頭頂的球時，頭會無意識抬起來。做出這個動作，就代表眼睛往上瞄的幅度不夠大，所以只能靠肢體動作來輔助。

當無謂的動作比單靠眼睛來追球的次數還多，人的反應會慢一拍，這麼一來，被對手擒抱（按：一種美式足球技巧，擒抱是守方為了制止攻方進球，而做出的攻擊動作）時，會非常危險。

他想克服這個問題，後來在YouTube上搜尋到我監修的眼球運動訓練影片，並自行展開訓練。結果眼部運動能力有了改善，也發揮精湛的球技。

不只是職業運動員，就連平常有在運動的一般人，也逐漸關注視覺訓練了。

村田一邊直線行走，一邊進行跳視眼球運動。

日本職棒也把訓練納入賽前暖身運動中。

6 常盯小螢幕，肩膀和頭都會痛

假如眼球運動的力度不夠及視覺能力有問題，都會讓眼球在日常生活中承受龐大的負擔。例如眼部疲勞也是其中之一。

我想，很多人都有類似這樣的經驗：長時間觀看電視或電腦螢幕，或在閱讀字小的長篇文章之後，會出現頭痛或肩膀痠痛等症狀。事實上，這些狀況就是典型的眼睛疲勞。

眼睛疲勞多半起因於眼球運動不足。比方說，各位有沒有出現下列情況：

□看近處，物體會模糊不清。
□看近處，文字會出現疊影。
□閱讀時，會跳過文字或行句。
□閱讀速度極為緩慢。
□看近處，眼睛會很快感到疲倦、疼痛。
□看近處，就容易引發頭痛。
□長時間觀看近處，肩膀就容易痠痛。

現代人的生活已離不開智慧型手機和電腦，總是在狹窄的範圍內看東西，眼睛因此明顯減少活動。常常盯著小小螢幕看的結果，導致眼球周圍的肌肉越來越僵硬。這也可以稱為眼部運動不足。

假如不自覺讓這樣的行動變成習慣，無關你的意願，眼睛都會日益堆積疲勞，到了最後，你便無法保持專注力，做什麼都不順利，陷入惡性循環。

要是情況更加惡化，就會從疲勞引發倦怠感，進而妨礙睡眠；從頭痛或肩膀痠痛，演變成慢性焦躁，這些影響都會波及工作狀態和日常生活。

可以說，眼睛疲勞無法讓人維持健康的生活。

就算讓眼睛休息，也無法消除眼睛疲勞

麻煩的是，就算人們想讓眼睛休息，也沒辦法充分消除疲勞。這是因為眼睛疲勞的原因不只一種，是由生活周遭的每個情境所致，所以會濫用眼睛。舉例來說，很多人在通勤時、去咖啡店喝飲料，或在就寢前，總是忍不住拿出手機，雙眼緊盯著小螢幕。

長時間注視內建光源的螢幕，會對眼睛造成極大的傷害。如今，我們身邊周遭的事物幾乎都已電子化，就連洗澡用熱水器的設定面板，也理所當然的開

始採用電子螢幕。

話說回來，最近因人們長時間盯著電腦等螢幕，所以出現了「VDT症候群」（Visual Display Terminal）。簡單來說，就是長時間看電腦或手機，過度使用眼睛，進而引起雙眼疲勞、肩膀痠痛、食欲減退等症狀。儘管生活因科技進步而變得方便，對眼睛來說，卻有如外敵環伺。我們不自覺的讓眼睛承受負荷，卻又無可奈何。

所幸，**單純的眼睛疲勞，可以藉由視覺訓練當中的眼球運動來消除**。僵硬的眼部肌肉和腦部，會在眼睛看向各種地方之後逐漸舒緩，腦部的血液循環也會變好，更可以消除腦部疲勞。

只不過，並非所有眼睛疲勞的相關症狀，都可以藉由視覺能力訓練改善。像是遠視、近視、散光和左右度數差異甚大的不等視等，因眼睛屈光（按：指因眼球形狀而讓光無法成功聚焦在視網膜上）異常所致，或是因為雙眼方向大幅偏離的斜視，就沒辦法靠訓練來消除疲勞。

這時候需要借助眼鏡等物，或透過眼位稜鏡矯正等醫療方法，來矯正屈光。假如症狀嚴重時，請先諮詢眼科醫生。

7 會計的大忌：看錯數字

我發現近年來有關視覺功能的諮詢增加了，其原因不只一個。譬如，和以前相比，越來越多孩子在幼兒期時，很少有機會到屋外活動身體，大多在家裡玩電動。

無論是大幅活動眼睛和身體，還是觀看及觸摸物體，都是發展視覺功能不可或缺的要素。

近畿大學研究所畢業的橋直哉，他的研究指出，**該大學學生每五名中，就**

有一名從國中時就自知視覺功能有問題，並在生活當中感到不便。

不管當事者沒有發覺，一旦視覺功能低落，也會出現各式各樣的影響。像是不能流暢的閱讀文章、要花時間讀取資料、無法正確辨識內容，或是眼睛容易疲勞過度等。有些人可能因不能正確辨識文件、看錯會計文件的數字，或處理應收帳款的數字時弄錯某一位數，像這樣只要錯一步，便會在職場上引起大麻煩。

另外，閱讀吃力的人往往寫字也吃力。實際上，我時不時聽到，有些人為了寫字極為難看而煩惱，或是文書處理過慢而容易堆積工作。

開車時，視覺功能依然重要。駕駛人必須隨時注意道路標誌、其他車輛或行人，有時，路上還會突然出現難以應付的狀況，進而增加風險，嚴重的話，會變成危及生命的大事。

最近偶爾能看到這樣的新聞：高齡駕駛開車引發重大事故。或許這也是視覺功能低落所致（視覺能力差可能出現的狀況，見下頁圖5）。

▼圖 5 視覺能力貧弱，會讓表現變差

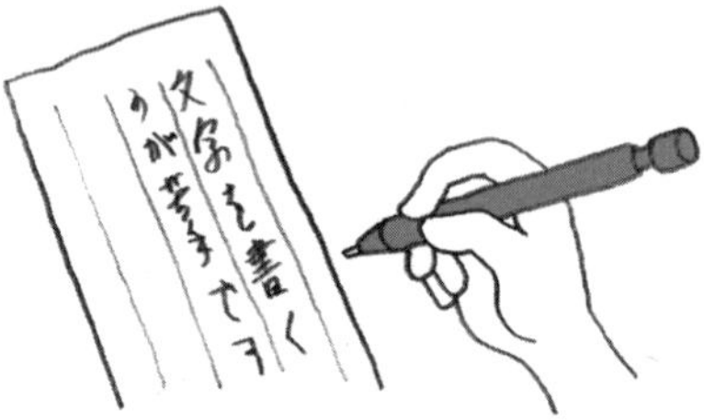

・字跡髒汙。

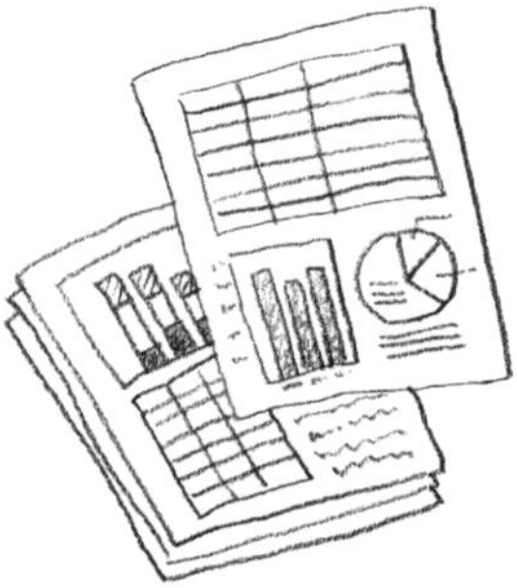

・無法迅速閱讀資料。
・圖片或圖表判讀錯誤。

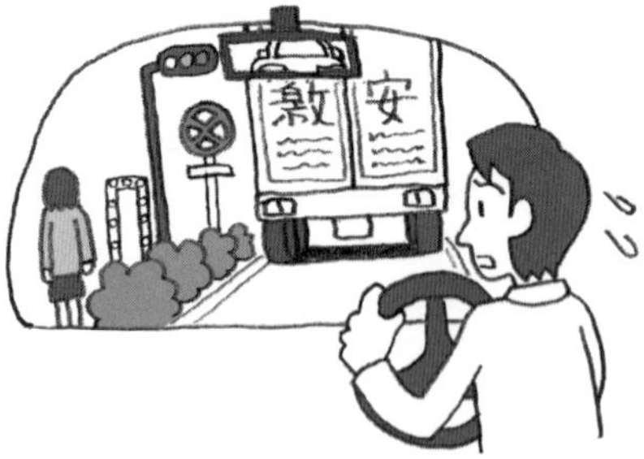

・資訊量多，開車吃力。

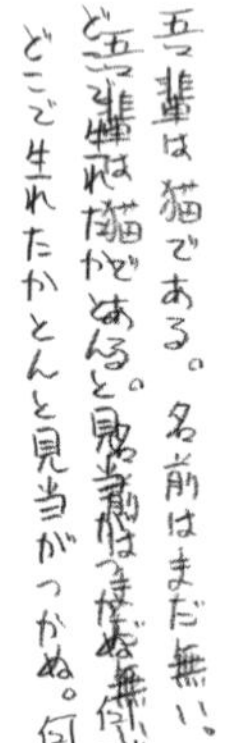

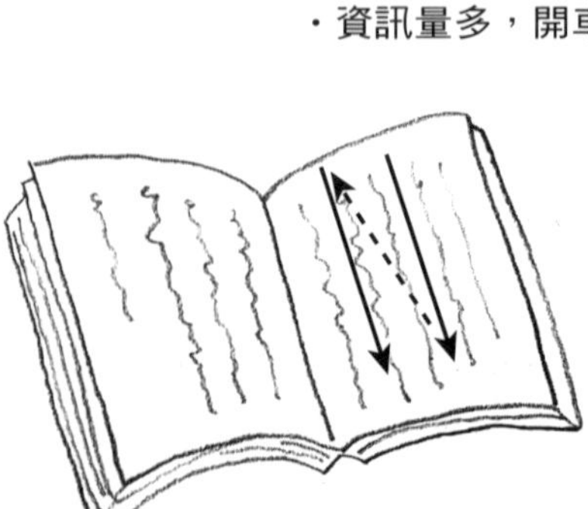

・行句出現疊影。　　・跳行閱讀。

我在做視覺訓練之前不擅長開車，難以抓住距離感，還曾經撞到前面的車輛，而釀成意外。但訓練之後，現在就開得很穩，長時間駕駛也沒問題。

無論什麼樣的麻煩，只要知道原因，也就可以找出對策。既然知道失常的原因在於視覺能力，那麼就能藉由訓練來補強能力。

8 提升工作效率，你需要動眼瀏覽力

在現代，視覺資訊氾濫，所以比視力更關鍵的是眼部運動的能力，也就是說，讓眼球轉動到需要看的地方，並將資訊吸收到腦子裡。另外，在腦中辨識所須的資訊，並在設想下一個行動的同時，適當活動身體，可說是極為重要的求生能力。

例如，早上開電視看新聞，粗略的讀報紙，快速吸收所須的資訊，衡量自己要跟當天碰面的客戶聊什麼話題，並記在備忘錄裡。

接著一邊看筆記，一邊確認今天談判的內容。設想上班時該怎麼談論晨間新聞，營造融洽氣氛，談判是否會順利，之後實際談判時要怎麼說等。等回到公司後就回想談判的內容，將日誌打進電腦裡的同時，回顧今天發生的事，向上司報告。

假如能比現在更快的瀏覽新聞字幕，瞬間掌握報紙寫了什麼樣的報導，那麼，商務人士所謂的黃金時段——美好的早晨時光，就會產生驚人的生產力。

像這樣，即使在平凡無奇的一天裡，也要高效吸收視覺資訊，並在腦中辨識及設想這些訊息，再輸出到身體，如此周而復始。

藉由視覺訓練就能讓這段流程變得順暢，工作效率應該也會提升。

動眼訓練體驗案例1

看書，卻看不進腦子裡

宮川香（二十七歲）

我從小學高年級到國中時成績很差，看書也會跳行，就算眼睛看著文字，也沒辦法吸收訊息。所以我碰到不懂的內容，就直接跳過去，我原以為身邊的每個人也跟我一樣，因此沒有太在意。等出社會之後，我才終於發現自己有「閱讀很吃力」問題。

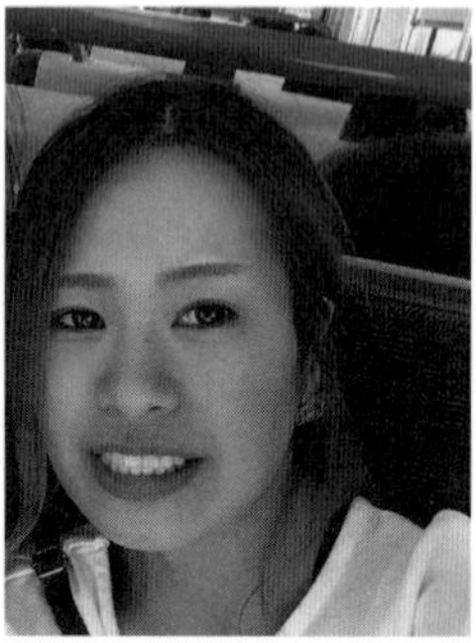

這一個月中，我盡全力的訓練眼部，結果有了天翻地覆的改變。以前每天

早上上班，我會不自覺的憂鬱，現在越來越能以正面心情上班。當我在工作開始恍神時，只要動動眼睛，頭腦會變得清晰、視野也明亮起來。

想放鬆時，自然的動動眼睛，這已經成為我的習慣。閱讀資料和電子郵件也比以前還輕鬆。

不只這樣，我比過去更有自信，想法也逐漸變得積極。

動眼訓練體驗案例2

放鬆雙眼五分鐘，開會更專心

豐島良汰（二十七歲）

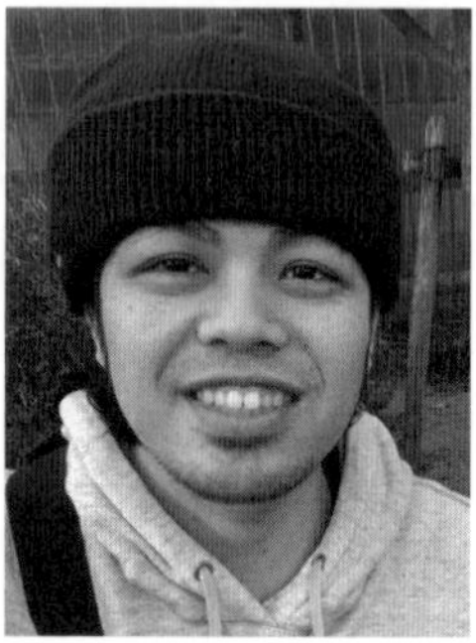

自從開始訓練，我發覺自己在早上變得能迅速調整狀態。我主要在開車前、重大會議前和感到疲累時，開始進行訓練。每次訓練後，我覺得緊張和眼睛的痠痛感消失，能專心在業務上。

訓練時間一天只有短短五分鐘左右，容易專心，完全沒有負擔和麻煩，所以我能每天持續進行。

以往起床後，總覺得很難活動身體，於是睡回籠覺或發呆，要花很多時間準備出門。但若起床後先做眼部訓練，就可以立刻開始準備，不再睡回籠覺。

過去，我參加會議時總感到緊張，往往沒辦法順利整理談話的內容，不過藉由訓練就能消除緊張，順利了解內容，輕鬆參加會議。說得誇張點，連會議之後也不容易累了。

現在每天做訓練已成了習慣，我在起床後不久、開車前和會議前一定會先動眼，這麼一來就不易堆積疲勞，放鬆後就能努力做業務了。

作者的話

其實像案例1，從求學時就閱讀吃力的人中，眼部活動出問題的情況並不罕見。而案例2則是養成訓練習慣，花一個月就出現成果，放鬆之後也就能投入工作。

訓練不管從幾歲都可以開始做，期盼各位持之以恆，全力以赴。

動眼訓練體驗案例3

我可以安心開車上路了

上田宗德（四十四歲）

大約十年前，我在高速公路開車時，突然頭暈。無論我在哪間醫院看診，醫生診斷結果都是原因不明，此外，我也試過整骨和其他各種方法。雖然之後大約兩年沒有異狀，但在約八年前復發。

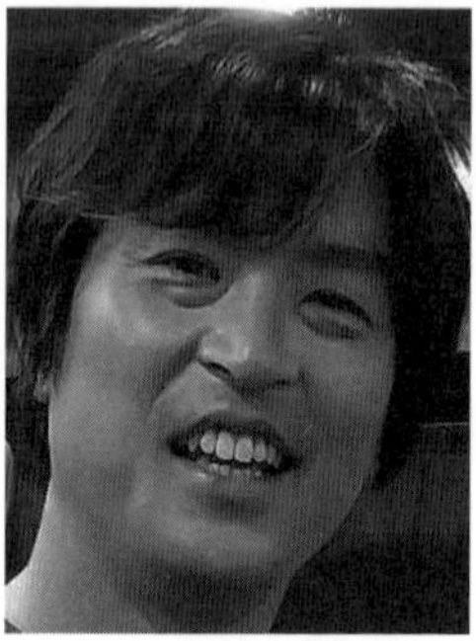

我的工作需要開車，一想到不知什麼時候會開始頭暈，我便倍感恐懼和壓力，此外，我不敢上高速公路，就算出遠門，也只能走一般道路。即使我熱愛

駕駛，但這個困擾讓我開始害怕開車。

雖然生活中沒有那麼不便，目前為止卻有兩次暈到站不住，當時狀況嚴重到連睡都睡不著。

就在二〇一九年五月，我以為我走投無路的時候，得知視覺訓練。

我依照北出醫生的建議，天天在睡覺前做訓練，一天做五分鐘至十分鐘。另外在白天到傍晚期間，若工作有空檔，我也會實行。

每天訓練後，我的眼睛和心理都顯得非常穩定。以往症狀嚴重時，就連在一般道路上開車都很費勁，不過這種現象也減少了。

在不久前，我終於可以在高速公路上長時間駕駛了。其實我已經有八年沒開車了，雖然剛開始非常緊張，但握住方向盤後，我的手沒有發抖，而且能開得很穩。

作者的話

眼球和司掌平衡的三半規管相連。就算是一句「頭暈」，其實也有各式各樣的原因和症狀。

既然個別差異也很大，到醫院接受檢查當然就很重要，但以自己能辦到的事情來說，眼部訓練有時也會發揮效用。

希望各位根據醫師的建議，在適度的範圍內持之以恆。

第二章

任何年齡都需要懂的目知識

1 視覺變好，反應就變快

就算說要鍛鍊視覺能力，相信很多人沒什麼頭緒。

簡單來說，就是眼睛和手腳一樣，能藉由鍛鍊肌肉，讓眼睛變得更加靈活的轉動。

為了讓各位明白這一點，接下來我先簡單向各位說明眼球的構造。

眼球就和許多讀者想像的一樣，是形狀接近球體的器官。簡單歸納，就是由俗稱眼珠的部位所組成，其中玻璃體、角膜和水晶體，全都被一種叫做鞏膜的硬膜覆蓋。

動眼要借助各式各樣的肌肉

從性質來看，把眼睛比喻為照相機就很好懂了。水晶體相當於相機鏡頭。眼球的前半部和後半部開了兩個孔洞，前方的孔洞裡面有角膜，後方的孔洞裡面則有視神經。視覺資訊以光的型態被角膜吸收，藉由水晶體屈折光線和調整焦點之後，在視網膜上轉換成影像。視網膜可說是扮演了感光底片的角色。投映在視網膜上的視覺資訊，由視神經傳送到腦部。

另外，眼球中調節水晶體的部位，稱為睫狀肌。這條肌肉在觀看遠處的物體時會放鬆，觀看近處的物體時會緊繃，對準目標，讓目標物映現在視覺上。

這裡的關鍵，在於眼球除了上述提到的功能之外，還透過六條肌肉——上斜肌、下斜肌、上直肌、下直肌、外直肌和內直肌來控制（見圖6），注視目

▼圖 6 控制眼睛注視的肌肉。

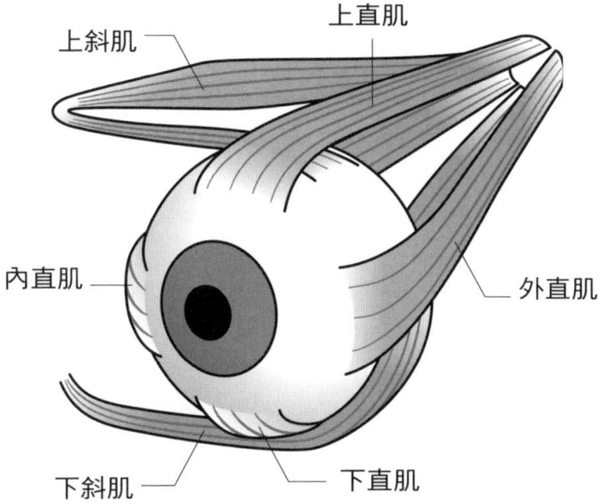

標物。

既然眼睛是由肌肉控制，那麼就可以靠鍛鍊來提升能力。反過來說，眼部肌肉也和腕力或腳力一樣，要是平常很少使用，就會不斷衰退。

視覺和視力的差別

視力能將清晰的影像傳送到大腦。雖然這也是重要的能力，但充其量只是視覺功能之一。

就算視力良好，但若動眼能

力弱，就很難迅速掌握視覺資訊，並輸入到腦部當中。

許多人以為藉由視覺訓練，即可鍛鍊（恢復）視力，實則不然。這是因為視力是指清楚看見遠方物體的能力，和視覺能力完全是兩回事。觀看，指的是透過視覺掌握物體並識別資訊，身心對此有所反應的過程。換句話說，就算視力好，若眼球運動的表現低落，就要花時間掌握目標物。

假如視覺能力不夠強，要是突然出現危機，就會來不及反應及判斷危險，進而可能造成重大事故。

視覺訓練就是以改善整體視覺功能為目標的訓練。

2 這是美國用來訓練飛行員的課程

直到近年為止，這種視覺訓練的觀念在日本還不太為人所知。驗光就是「視光學」，也就是學習視覺功能所有相關知識的學問。而研究視覺功能的專家則稱為驗光師。

在美國，驗光師除了負責檢查一般眼鏡和隱形眼鏡之外，也會幫忙矯正患者的視力。另外，視覺能力、眼球運動及視覺認知能力，也會交給驗光師檢測，假如有需要的話，還會指導患者如何鍛鍊眼睛。

至於眼科醫生的工作，則是以治療眼部疾病和動手術為主，與驗光師分工合作。

我在專門進行視覺訓練的驗光師身邊研習，得以有機會學到，如何為有學習和發展障礙的孩童及運動選手做視覺訓練。

研習的過程中，我開始思考一件事：人們該鍛鍊的是視覺能力，而非視力。假如這個概念也能在日本普及，就可以消除許多人的煩惱了。

於是，在取得驗光師資格之後，我回到日本，開始實際執行視覺訓練。

我發現，日本有非常多人為視覺功能所苦。不只如此，有關視覺功能的煩惱，似乎逐年增加。但是，現在日本的狀況，別說是驗光師的資格，就連這個頭銜，大多數人完全不清楚是什麼意思。

雖然日本有「視能訓練師」這個國家資格，但其實際職責卻是以診治斜視和弱視為中心，幾乎沒有訓練視覺功能。

眼科醫生中，會提出指導視覺功能訓練的醫師也很罕見。

越來越多證據證明視覺訓練的效用

美國開發的視覺訓練，原本是空軍飛行員的訓練用課程。

飛行員要操縱能做超音速飛行的戰鬥機，不只靠雷達，還要靠自己的雙眼準確看清狀況，所以對他們來說，鍛鍊視覺能力是必要的。

視覺訓練並不僅只有讓雙眼能更順利活動，還會用在修正視覺障礙和精神狀況等用途上，事實上，已有科學根據來證明訓練的功效。

舉一個例子，測量做動眼訓練中腦部的氧氣活動，已證實額葉消耗的氧氣特別多。也就是說，透過視覺訓練，能活化司掌視覺的腦部區域。

現在視覺訓練領域的研究日新月異，陸續發表嶄新的資料和證據。就在解開腦部功能全貌的同時，或許展現視覺訓練更多可能性的一天，終將會到來。

3 確定眼睛沒有其他異常，才能開始

到目前為止，即使各位對於視覺訓練的目的，有某種程度的了解，但在實際訓練之前，還是要確定一件事。

要是你感覺看東西時，有不方便之處或覺得視覺功能有不完善之處，無論如何，都要先到眼科診所檢查眼睛有沒有疾病。

在眼科中，有一名詞叫屈光異常，是指眼睛透過光線來捕捉物體，但光卻沒有順利屈折到視網膜上，以致最後難以觀看事物。近視（難以看遠處）、遠視（難以看近處），以及難以對焦目標物的散光，全都是屈光異常的一種。假如不是疾病造成的，就可以靠一般眼鏡或隱形眼鏡矯正。

假如視覺失常的原因，是外科因素導致的屈光異常（如特殊疾病造成的問題），或像我曾接觸的案例，是白內障和綠內障（又稱青光眼）等重症，導致視覺異常。就要先解決該狀況。等眼部恢復健康後，再開始視覺訓練也不遲。

屈光異常和眼科疾病有時會隨著時間惡化，別以為幾年前有去眼科做檢查，就認為自己的眼睛沒問題。

4 不分年齡，任何人都能進行

中高齡人士經常問我一個關於視覺訓練的問題：「像我這把年紀，也可以鍛鍊視覺能力嗎？」

他們認為，既然視覺和肌肉一樣，可以靠鍛鍊增強功能，那麼只能趁年輕、身體開始衰弱之前進行，才能獲得成效。中高齡人士會這樣想，也不是沒有道理。

不過，關於這點，我可以馬上回答：「完全沒問題。」即使是成人，透過訓練讓眼球運動，也能幫助人們改善眼睛狀況。

我身邊有很多人超過七十歲，都藉由動眼訓練來改善視覺能力，而且維持絕佳狀態。

除了健康方面之外，鍛鍊眼部肌肉也可以防止眼部鬆弛，因此，可望發揮抗老功效，增進青春活力。

如前文所言，人主要由六條肌肉來控制眼睛活動。既然是肌肉，沒有使用就會變得遲鈍；反之，只要頻繁運動，眼睛就會變得靈活。雖然在年輕時就練習，確實較有利於提升肌肉運動能力，但如世上有八十幾歲的健美員存在一樣，肌肉不管到了幾歲都可以鍛鍊。重點是，要找回靈活的運動能力。

接下來，我會提供三篇案例，這些中高齡人士靠鍛鍊雙眼，而讓身心有了巨大的改變。

動眼訓練體驗案例4

從一直分神到持續看書三小時

國山惠子（六十八歲）

我從年輕時就有近視和散光，且為此苦惱已久。我雙眼的視力是○．四，看月亮時，會看到五、六重疊影。但當時的我嫌戴眼鏡礙事，所以即使覺得不便，我仍沒採取任何行動，裸視度日。

結果，在我從五十幾歲時，雙眼惡化為老花，只要長時間看報紙和書，視線便在不知不覺變得模糊。甚至從幾年前開始眼睛會痛，還會無故流淚。

我到眼科診所看診後，醫生診斷是乾眼症。雖然他開了專用的眼藥，但還是沒能順利改善。

一旦眼睛狀況變差，別說是家事，不管做什麼事都提不起勁。就連我原本上得很開心的氣功課，也因很難看清導師的動作，而搞得精疲力竭。我感覺再這樣下去，連生活的欲望都會消失，令人不安。

這時兒子向我提起北出醫師的訓練中心，於是我火速拜訪北出醫師，他告訴我該做哪些眼部狀態做訓練，從這時候起，我每天做約五分鐘的眼部運動訓練和拉弓射箭姿勢（見一五〇頁、一五一頁）。

結果，過了約一個月後，我能清楚看見報紙上的字，而且不會覺得模糊不清。連車站的票價表和時刻表也可以輕鬆判讀，而且流淚和乾眼症症狀都一掃而空。持續做了一年訓練後，我雙眼的視力提升為〇．八，就算不戴眼鏡，也看得到報紙和書上的文字，看久了，也不會模糊；到了氣功教室上課，我也能清楚看見導師的動作，上課變得越來越快樂。

接著又過了五年，雖然我現在偶爾才會做訓練，不過觀看的狀態良好。我相信從此以後就算到了七、八十歲，也能精神奕奕開心生活。

動眼訓練體驗案例5

每天轉動雙眼，防失智

幸田正子（七十二歲）

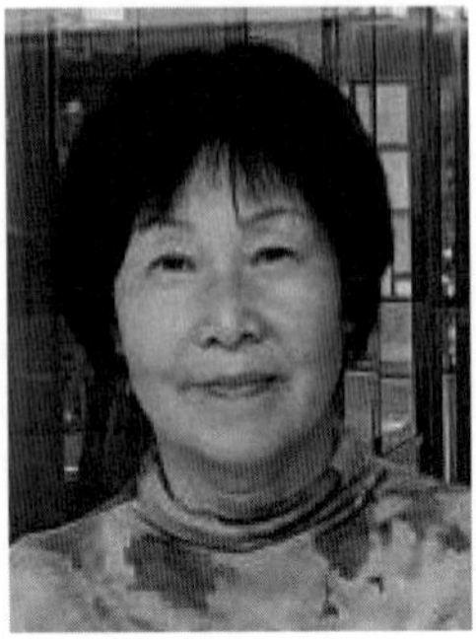

約半年來，我不斷天天做訓練。上個月的眼科檢查，視力從〇．九上升到二．〇，眼壓也回到正常值。我過去得了飛蚊症，總有米粒大的黑點出現在眼前，不管睡覺還是閉眼，都看得見，現在則淡得幾乎看不出來。

一個人生活，有幾天不會跟別人交談，有時也會因不安而想哭，但是骨溜溜的轉動眼睛後，力量就會湧現出來，變得積極樂觀。

最讓人開心的是，我原本要操作電腦，以辦理手續或準備各種文件時，都得找住在遠方的女兒、女婿來幫忙，而現在一個人就能輕鬆解決。

另外，烹飪可以做得比以前還要快速而美味。閱讀也是如此，以往碰到書就會馬上睡著，現在一本可以看上三小時，真令人吃驚。

動眼訓練體驗案例6

我不戴老花眼鏡就能看報紙

藤井美里（七十八歲）

我喜歡閱讀，不管是日本作家寫的書或是國外著作都會看。我喜歡閱讀的程度，是別人會說我鉛字（按：指鉛、銻、錫等原料製成的印刷字）上癮。

然而，過了六十五歲之後，我的閱讀量驟

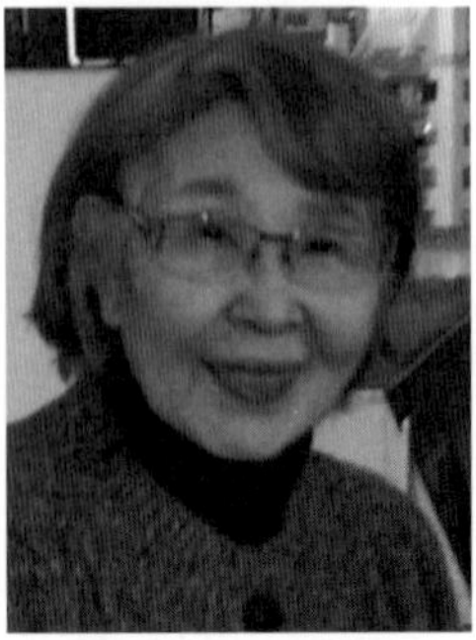

減。因為我的眼睛總是感到疲勞，我過去幾乎每天都會畫明信片插圖，現在卻懶得動筆。我越來越常無所事事的發呆度過一天。

難道年紀大了就會這樣嗎？雖然我感到很空虛，但不知如何解決這個狀況，所以只能在無奈之下放棄看書。

但是丈夫擔心我這樣不好，便跟嫁到遠方的女兒商量。

結果女兒送我北出醫師的視覺訓練書，書中的方法對於預防失智症也很有效。於是我邊看邊學，開始訓練了。

我選擇的訓練計畫是「跳視眼球運動」，眼睛每秒往左右、上下、斜向轉動，各做三十次。最後再骨碌碌的轉動眼睛，轉動方向是畫圓形或無限的符號。我每天早上醒來後，會立刻做這個訓練，可以說，這成為我的每日功課。

其實，剛開始實行的兩個星期，我對這個方法抱著半信半疑的態度：「真的這麼簡單就可以改善眼睛的狀態嗎？」但在做完之後，我確實感受到腦袋變得清晰，便持續進行了。

從開始訓練到現在，過了將近十年，我的眼睛也不累了，我甚至每天都能好好的看報紙。此外，從塞滿文字的電視欄中，找出鍾愛歌手的名字，成為我的樂趣之一。

我也愛上了「找不同」遊戲，雖然女兒會送雜誌給我，但我現在玩雜誌裡的找不同遊戲，兩三下就解開了，所以也會自己去買有找不同遊戲的書籍。我出外散步時，則會玩數字遊戲，將看到的車牌號碼加加減湊成十。

我現在心態變得無比積極，精力充足到覺得自己還能再加油。連女兒也笑著說：「最近媽媽比爸爸還要硬朗呢。」

5 三大眼球運動：跳視、追蹤、協調

投入視覺訓練時，眼球運動大致可以分類為以下三種模式：

跳視眼球運動

該運動是將注視點從目標物，轉到另一目標物。

比方說，試圖在人群當中找出目標人物的臉，然後你再看向別人的臉；看書時，眼睛從一個句子跳到另一個句子讀下去。這就是俗稱的跳視眼球運動。

追蹤眼球運動

這個運動是用眼睛慢慢追蹤動態目標物。像是用眼睛追蹤飛蟲，或追蹤和捕捉有形之物的線條。另外，監視靜止物體的動態，也屬於追蹤眼球運動。

雙眼協調

雙眼協調的功用，是將眼睛往中央或左右移動，將注視點對準目標物。假設我們要輪流看擋在雙眼間（相當於鼻梁）的筆尖，和對面的壁紙時，因要看兩個距離相異的物體，所以兩眼的肌肉會幫助你注視目標物。此時，眼

▼圖 7　三種視覺能力運動

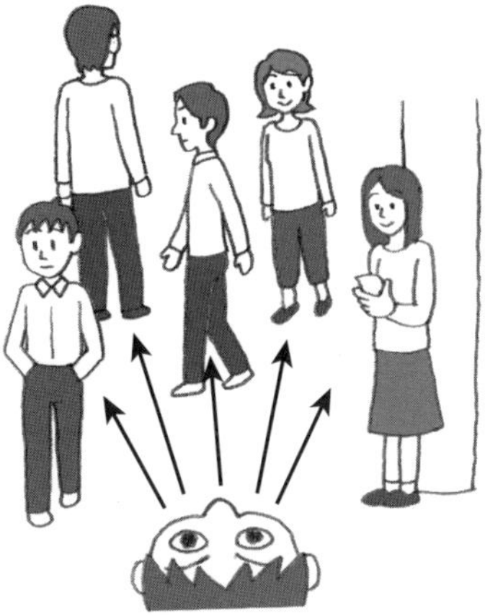

跳視眼球運動
觀看各種東西，四下張望。

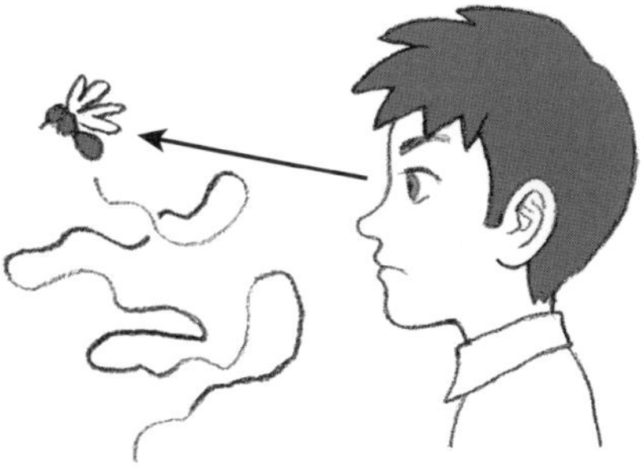

追蹤眼球運動
用眼睛追蹤動態物體。

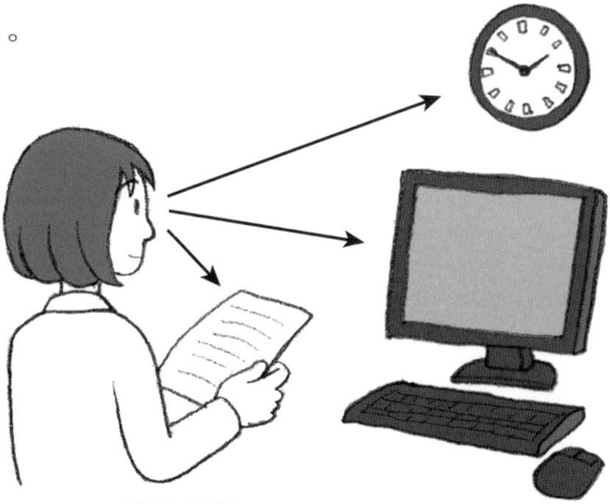

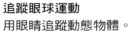

雙眼協調
輪流觀看不同距離的東西。

睛靈活轉動，或是緩慢移動目光，要花時間注視。

比方像是在辦公室當中，你可以看了掛在遠處牆壁上的時鐘或月曆後，再將視點轉回眼前的電腦螢幕，雙眼協調就會發生作用。

調節能力

除了這三種眼球運動外，調整能力——對焦目標物的功能——也很重要。觀看特定的物體時，扮演鏡頭角色的水晶體，會透過睫狀肌的運動自主控制厚度，以便能對焦到適當的位置上。

調整能力會隨著年齡增長逐漸低落，這個症狀就稱為「老花眼」。

6 老找不到東西？原來是視覺空間認知有障礙

當三種主要的眼球運動和腦部功能搭配後，人才能好好的辨識事物。用肉眼辨識看到的物體或光景，稱為「視覺空間認知」。人在掌握物體的大小、顏色或位置等資訊之際，會驅動這項功能。

人從孩提起，因應成長，視覺空間認知也逐漸變得發達。一般來說，從出生到十五歲左右最容易發育。在幼兒期，藉由觸摸各種東西，讓手感、氣味和其他視覺以外的感覺連帶發育。這時處理資訊的腦部功能，會比眼球本身還要重大。

假如沒有充分發揮視覺空間認知功能，人就無法正確掌握目標物的大小、形狀、位置距離自己多遠和其他資訊。於是造成日常生活中的不便，例如，身邊的東西馬上就搞丟，要花時間找出需要的東西等。

這種功能和腦部發達有關，與成長期的孩子相比，大人要加強這項功能，其實並不容易。即使如此，也有許多案例報告指出，藉由反覆進行視覺訓練，他們的生活有了大幅改善。

為了將視覺空間認知功能，提升到原本的水準，維持在不低於現在的程度，當務之急就是要刻意練習。

▼圖 8 視覺空間認知功能不好，就無法掌握大小形狀等。

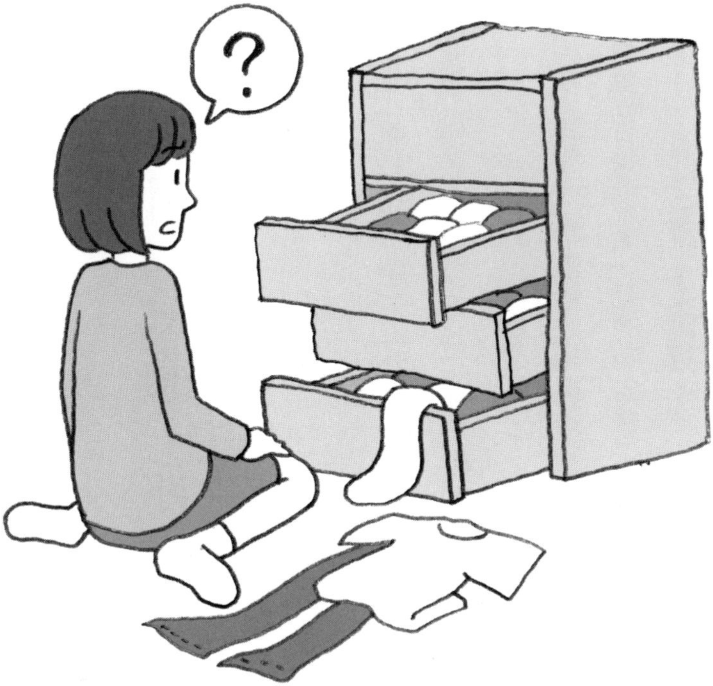

空間認知功能差，就表示這個人多半不擅長整理和找東西，無法將東西妥善收納，或是很難從各種物品當中找出想要的東西。

7 眼睛專注力自我檢測，你勾了幾個？

各位覺得自己身上的問題是什麼呢？本書準備了二十個項目，這幾點多集中在日常生活和工作層面，請在符合的地方打勾：

□ 1. 看報章雜誌時，常常無意識擺動腦袋。

□ 2. 觀看車站月臺上遠一點的布告欄，要花時間才能看清楚。

□ 3. 看書時，有時會跳字或跳行。

□ 4. 開會時沉不住氣，總是東張西望。
□ 5. 常常漏看文件裡的資訊。
□ 6. 電腦打字常常出錯。
□ 7. 讀寫數字時，常會弄錯位數。
□ 8. 不擅長駕駛車輛。
□ 9. 不擅長球類運動，沒辦法穩穩接住投給自己的球。
□ 10. 手寫信封的收件人姓名、文件和其他文字時，常會偏過頭看。
□ 11. 觀看物體的時候常常會歪頭。
□ 12. 不擅長烹飪、手藝和其他精細的工作。
□ 13. 常常眨眼或瞇眼看東西。
□ 14. 就算戴了眼鏡或隱形眼鏡，也難以閱讀文字。
□ 15. 很難長時間專心看書。
□ 16. 不擅長記人的臉。

□ 17. 日常生活當中，常會弄錯左右方向。
□ 18. 即使有看地圖，還是常常走錯路。
□ 19. 房間總是亂七八糟。
□ 20. 不擅長管理行程表。

假如打勾的項目很多，就算視力夠好，也有可能沒充分發揮視覺功能，須多加小心。自我檢測的標準如下所示。打勾的數量充其量只是預估，建議根據符合的內容做診斷。

若在1至9中，勾了很多，可以推測是眼球運動出了輕微問題，導致眼部動作變得遲鈍，所以常會看漏或跳行閱讀。雖然日常瑣事當中會有許多不便，不過不容易釀成大麻煩，從別的角度來看，很難意識到眼睛活動有問題。

如果在10至15中勾很多，則表示你很有可能雙眼協調不佳，也可能是調節能力出問題。據說有些個案看字時會出現疊影，或直接難以判讀遠處的文字。

就算生活處處感到不便，也會跟近視或散光混為一談，而沒重視。

最後是16至20，假如你在這些選項勾了很多，表示你的視覺空間認知功能出了問題。

不只是投映在視野中的空間，也欠缺在頭腦當中整理圖象的能力，有時也會對管理行程表和整理東西造成不良影響。

8 最明顯的好處：字變美、眼不老

了解自己的視覺功能程度之後，接下來，我要具體的解說視覺訓練相關功效。只要藉由訓練，增加眼球的運動量，即可改善各種症狀，提升能力。

閱讀速度會提升

人的看書速度存在個別差異。假如要問這有什麼不同，那就是用肉眼追蹤文字，再傳到腦部處理訊息的速度差距。換句話說，擅長速讀的人，可以說是視覺功能（包含腦部處理能力）很好。

視覺訓練當中有一種訓練法，叫做「找尋文字」，規則是頭部固定不動，用肉眼看長篇文章。這種方法是單純靠肉眼追蹤文字，不閱讀、不理解文章，進而訓練如何從眾多文字中，找出特定的字，或是將特定的詞彙塗黑。

只要藉由這個方法，以正確的辨識行句後，就可以進行下一個階段，改成意識和了解內容的訓練。當然，提升辨識能力，閱讀的速度一定會比做視覺訓練之前還快。

字寫得很漂亮

大多數人往往只會注意能看多遠的「遠視力」，較少意識到觀看近處的「近視力」。可是，我們在閱讀和寫字，反而需要近視力，要是這種能力不夠強，就會妨礙一個人正確閱讀和書寫。

一旦近視力低落，看近處時，會帶給眼球龐大的負擔，寫起字來往往很吃力。從這個意義上可以看出，苦惱於寫字難看的人當中，有些個案是近視力不足所影響，而非技術上的問題。

透過視覺訓練輕鬆對焦近處的物體，有時就能解決這樣的問題。另外，只要培養靈活轉動眼球的能力，就可以緊密追蹤鉛筆的動態，寫出漂亮的字。

姿勢變好

視覺資訊可以控制姿勢。附著在眼球上的肌肉會穩固視線，要是因為肌肉衰退，以至於視覺資訊容易閃動，人就難以穩固姿勢。假如雙眼協調失衡，只能靠單眼觀看事物，結果姿勢也會走樣。

為了長時間維持平衡的姿勢，也要著重視覺能力訓練。

提升幹勁

當一個人變得很難看到東西時，會漸漸失去熱情，對任何事都顯得消極被動。這是因為視物困難，會對學業和運動帶來惡劣影響，讓人不知不覺產生「這不適合我」的怕事心態。

當然，大部分的人遇到吃力的事情，都不會積極去做。假如視覺功能正常運作，或許原本棘手的事情，就會變成擅長的事情。至少可以改變「反正自己做不到」的想法。

假如在幼兒期就顧好視覺能力的話，更會對成長帶來龐大的影響。

預防老化眼

前文曾提過，眼睛的調節能力會隨著年老逐漸減弱，俗稱為老花眼。這種現象起因於水晶體的彈性變硬和睫狀體的肌肉鬆弛。前者的作用是能為眼睛對焦，後者則會調整水晶體的厚度。

只要想成是橡膠變舊，也就容易理解了。人年輕時，肌肉就像嶄新的橡膠一樣伸縮自如，不過用久之後，會逐漸疲乏。同理，人一到高齡，就難以看清近距離的物體。

要完全預防老花眼很難，但哪怕是為了稍微延緩老花眼期，可以藉由視覺訓練消除睫狀體的緊繃，找回彈性。

另外，年紀變大之後，雙眼內聚的能力也會減弱。單眼會偏向外側，很難看向中間，因無法正視前方，所以會很難讀寫，狀況嚴重的人還有可能斜視。為了預防起見，也必須訓練將雙眼向中緊緊靠攏。

預防腦部衰退

隨著年老惡化的，不只是老花眼還有大腦。腦部萎縮之後，會不斷提升罹患失智症的風險。所以視覺訓練也是為了有效鍛鍊腦部。

就如前面再三提到，從眼睛獲得的資訊會傳到腦部處理。例如，看到美麗的風景之際，投映在視覺上的資訊，會由司掌視覺的枕葉（大腦半球的後半部）辨識。接著經過負責空間理解的頂葉（大腦半球的中央頂部），再輸送到掌管意志和感情的額葉（大腦半球的前方部分）。換句話說，觀看之後，腦部的各個部位就會活性化（見下頁圖9）。

這跟腦部有直接關係。還有資料指出，實際做視覺訓練時，腦部的血液循環會上升，可知這對於維持腦部年齡也很有效。

另外，近年越來越多人出現的憂鬱症也一樣。憂鬱症的原因在於身心壓力引起的腦部功能障礙，由於腦部運作不發達，所以思考和對事物的看法，會變

▼圖 9 用整顆頭腦看，而不是單憑肉眼。

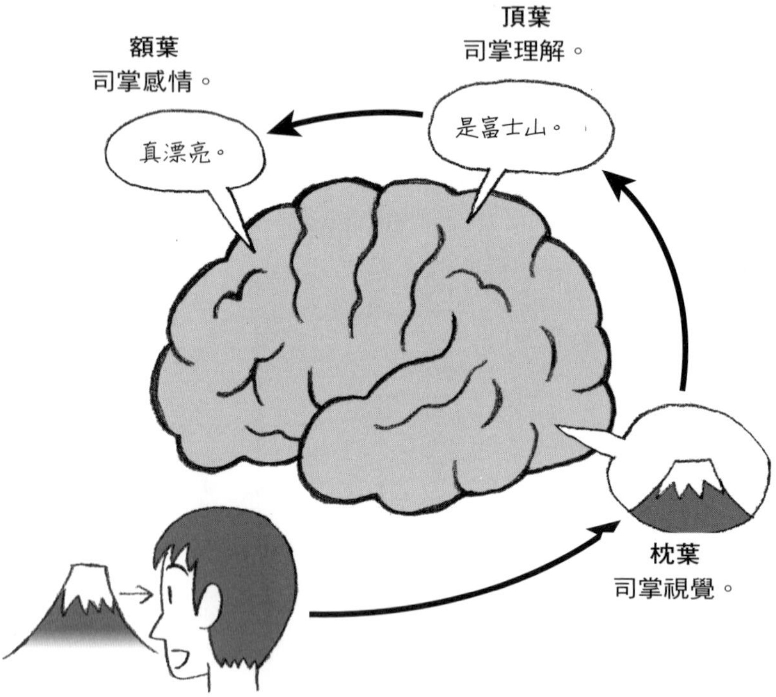

用眼睛捕捉的物體，經由腦部各個功能
迥異的部位辨識之後，才可以「看」。

負面。疾病發作之前，藉由視覺訓練保持腦部功能，相信能預防或降低有憂鬱症的可能性。

成人的發展障礙與視覺能力

眼睛和腦部息息相關，藉由眼球運動即可提升腦部功能。而視覺功能的問題也跟發展障礙有深刻關係。

相信也有人在回顧幼兒期後，發現自己身上有一些原因不明的障礙。如運動總是做不好，即使大量練習運動技巧，也沒有長進；無論父母唸得再多，還是沒辦法把房間整理好，或是怎麼也無法專心念書。

近年來有這種症狀、接受發展障礙診斷的個案逐漸增加，但是，也有很多人沒能順利接受診斷而暗自煩惱。

有這類障礙的人中，不少人存在視覺功能的問題，那麼，透過視覺訓練，極有可能消除障礙。實際上，我目前指導過的人中，就很多人藉由實踐視覺訓練，獲得成果，如提升工作績效、提高注意力和專注力等。

最近，知道視覺訓練成效的人逐年增加，因此這套訓練當作輔助方案採用的機會也增加了。

9 孩子有讀寫障礙？這兩個練習可以幫你

若你家人中有小孩子，更要趁早矯正視覺功能，進而促進健全的發育。

來找我諮詢的家長中，很多人煩惱孩子的發育問題。家長說，乍看之下孩子沒有智力問題，但不管對孩子講多少次，他們就是沒辦法在練習寫漢字時，把文字寫進框框裡，或明顯欠缺讀書能力。

實際上，國家調查的報告指出，近年來有越來越多學生沒辦法良好的適應學校。

日本文部科學省每年彙整的《兒童學生的問題行為、曠課，及其他學生指導上諸多課題的相關調查結果》也明確指出，即使是健康活潑的孩童，在這之中，仍有很多人不能適應學校生活，或是對此沒有自覺。

這些現象多半會以學習障礙一詞概括，但我認為這稱不上是適當的判斷。

其實以上的問題，很可能跟視覺功能的發展程度有關，所以，即使是父母也很難發覺。

以我自己的經驗來說，我從小學一年級時，看文字會出現疊影。不過當時的我以為每個人看東西時，都有這種狀況，因此沒有找父母或老師商量。

明明視覺能力有問題，但身為孩子的我卻不知道這回事，以至於對許多事情沒有信心，每天在學校的心情莫名的鬱悶。

如果孩子碰上學習問題，我會建議將視覺功能訓練，當作解決方案之一。

當然，孩子身上的問題不限於視覺功能，也有很多案例有各式各樣的症狀。從這層意義上來看，不能斷定單憑視覺訓練即可改善症狀。

話雖如此，其實對孩子來說，光是周圍的大人能了解自己的苦惱，孩子的心情就會變得舒坦，也會提升自我肯定感。另外，藉由了解孩子身上的問題，教育工作者和父母的心情也會變得輕鬆。

教育現場也正在引進

日本目白大學的後藤多可志老師（專業是語言聽覺學科）發表一項視覺功能的研究成果。研究的比較對象是五十九名普通班的典型發展（按：指神經學典範〔neurologically typical〕，即沒有自閉症、閱讀障礙、發展性協調障礙、雙相情感障礙、注意力缺陷過動症，或其他類似情況的人）兒童，以及二十名屬於資源班，且有讀寫障礙的兒童。

結果發現五十九名典型發展兒童中，有十四名兒童的眼球運動，被判定為有問題。而二十名具有讀寫障礙的兒童中，有十一名兒童的眼球運動有問題。

換句話說，即使是典型發展兒童，視覺功能仍會出狀況。這代表，有些孩子沒有察覺到學習層面以外的問題，繼續以往的生活模式。結果，他們就像前一節提到的一樣，出現成人發展障礙。

或許是因接到這樣的資料，近年來針對學習障礙做復健，在學校現場實施視覺訓練的案例增加了。

有一間小學將我的著作《愛上學習的視覺訓練》（暫譯，臺灣未有代理）當成課本，從九月十二月定期實施四個月的視覺訓練之後，證明有些學生閱讀文字的速度和抄寫能力提升，專注力、姿勢和學習態度也有改善。

可以想見，以後將會有更多的學校現場引進視覺訓練。

圖10的測驗稱為Rey-Osterrieth複雜圖形，在兒童精神科醫生宮口幸治撰寫的《不會切蛋糕的犯罪少年》（遠流）一書當中也介紹過。

測驗方式有兩種，一種是讓兒童觀看複雜圖形的範例再臨摹，另一種為延宕回憶，讓兒童看範例，接著在三十分鐘後憑記憶畫圖（見圖10下方圖）。視

圖 10 Rey 的複雜圖形測驗

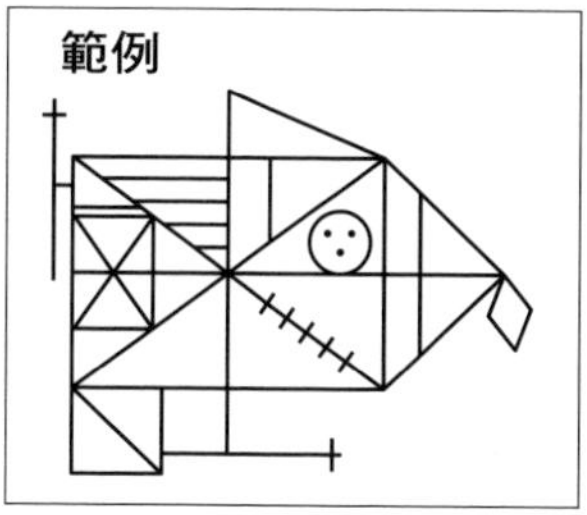

該實驗是針對視覺認知能力貧弱的兒童，施行為期 4 個月的視覺訓練，並在訓練前後進行 Rey 的複雜圖形測驗（ROCFT）。①臨摹是在觀看範例的同時直接在紙上仿畫，②延宕回憶測驗，則是要記住範例的圖案，30 分鐘後再在紙上畫出原圖。

❶臨摹

4 年級第 3 學期（訓練前）

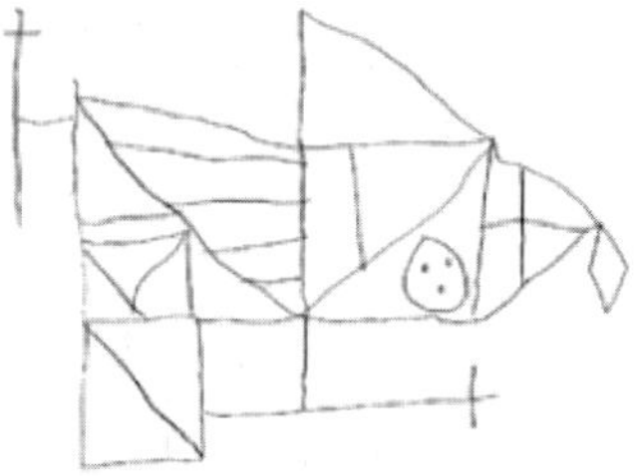

5 年級第 1 學期（訓練後）

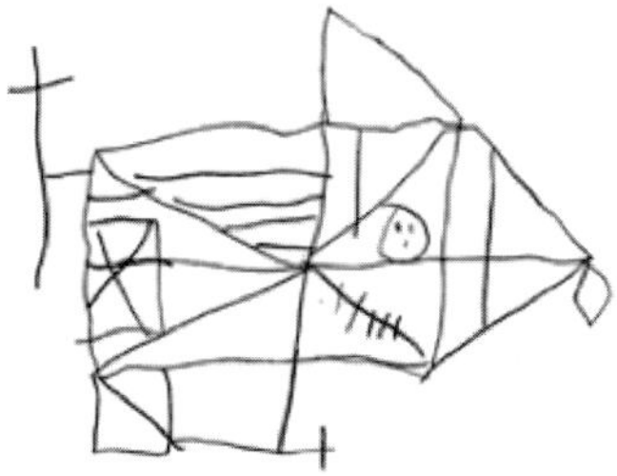

❷延宕回憶（30 分鐘後）

4 年級 1 月（訓練前）

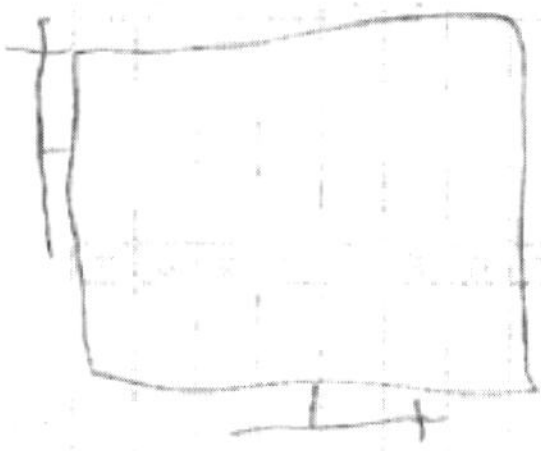

5 年級 6 月（訓練後）

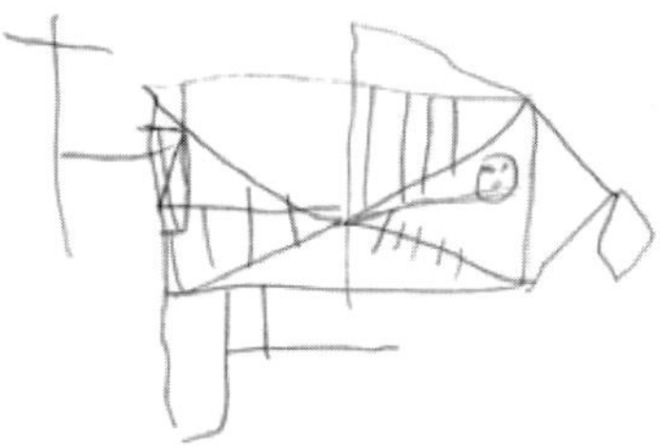

參考資料：《不會切蛋糕的犯罪少年》。

覺認知能力弱的孩子，很難辨識和臨摹這種複雜的圖形，沒有辦法仿畫。

人的視覺認知能力一旦變貧弱，便很難了解實際看到的場面是什麼狀況，以至於做出衝動行為，違法亂紀。這樣的孩子在少年感化院似乎也很多（當然，犯罪不光是這種理由）。

另外也有研究指出，美國的少年感化院實施視覺訓練之後，離院後的再犯率就大幅下降了。

畫出上頁圖的受試兒童（非犯罪少年）現在是小學五年級。過去的他討厭寫字、也跟不上課程進度，眼看就要放棄上學。

後來，那名兒童從小學四年級第三學期起，就在資源班老師的指導下，開始做視覺訓練。結果在這五個月中，他的眼球變得能靈活運動了。而且在小學五年級第一學期時，不再討厭寫字了。

以往說到玩，這個孩子就只是在房間裡打電動，不過現在也會跟朋友打棒球或踢足球。另外在訓練之前，當事人表示自己不擅長朗讀，不想念書，但在訓練之後，就說自己不但不討厭讀書寫字，而且還擁有信心了。好的視覺能力能讓人正確判斷事理，付諸行動。

這一章的最後，我要介紹家長跟孩子不斷訓練眼球的案例。

動眼訓練體驗案例7

練眼，幫我和我的兒子平復情緒

大野有深（四十三歲）

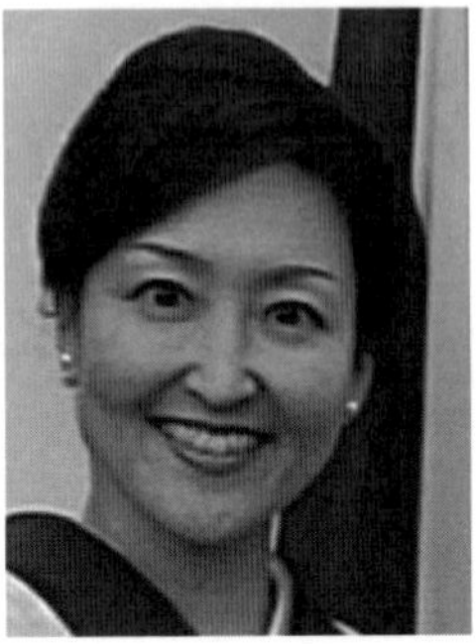

我正式開始做視覺訓練已持續六個月。雖然感受到各式各樣的變化，不過變化最明顯的部分和工作層面有關。

以前人際關係讓我煩惱到想辭掉工作，但在開始做視覺訓練後，就不再耿耿於懷了。現在我覺得自己有更多做得到和必須做的事情。此外，透過視覺訓練，我的視野變得更廣，進而能在短時間內處理許多資訊，失誤也減少了。

我兩個孩子從開始做視覺訓練起，已經過了一年兩個月。升上小學五年級的兒子曾在三年級時，搗亂上課秩序，他的情緒總是讓人擔憂和操心。過去有一段時間，我擔心兒子是不是有發展障礙，甚至下定決心要帶他去接受檢查。這時剛好碰上視覺訓練，我抱著嘗試心態，毫不猶豫的讓兒子做這套訓練。

兒子情緒有顯著變化，剛開始的三個月就能看出前後差異。他以往沒辦法好好表達在學校發生的事情，所以很少說給我聽，現在則會慢慢說出來，讓我了解兒子在學校生活中的想法和行為。

現在回想起來，也許是因為兒子有許多情感和想法，但在開始訓練之前，不曉得該怎麼表達，任誰都不了解他，於是變得焦躁。

到了四年級第三學期，已經訓練一年，兒子競選兒童會幹部，且漂亮的當選。他在兒童會幹部演講上說：「當我在艱困時，也曾被老師和許多夥伴引導到正確的方向，所以這次想要報答大家。」

兒子在開始訓練以前，只想著逃避麻煩事。這次他回顧過去，懷著感謝的心情，而說了想回報大家，真是驚人的變化。

另外，在學習踢足球時，比起過去，他現在能定下目標，決心從五年級當上球隊的正式球員，並每天刻苦練習。

我一開始擔心他因踢足球而輕忽學業，不過兒子能在踢足球之前，做完功課和複習，比以前更懂得運用時間。另外，念書的進度也加快了，更可以兼顧學業和運動。

第三章

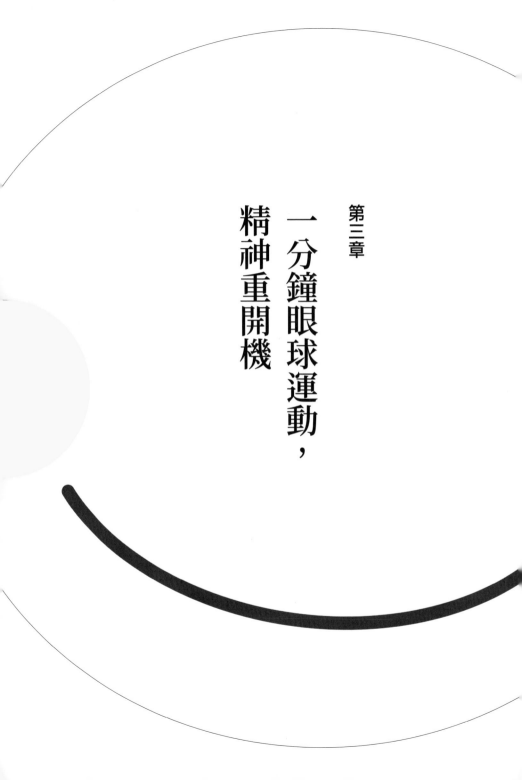

一分鐘眼球運動，精神重開機

1 動眼三十秒，心情會變好

相信幾乎每個人都有這類的經驗：遭到上司嚴厲斥責，陷入憂鬱；朋友或熟人的一句無心之言，讓自己的心靈深深受到傷害；失戀，或是為了某個理由失去珍愛之人……光是想起來，心情就變得很糟。

就算沒到成為心理陰影或心靈傷害的程度，但在生活中因此感受到慢性壓力的人，也絕不罕見。即使扣掉通勤時，乘上客滿電車令人身心俱疲之外，天天碰上令人焦慮或容易累積壓力的事情，身心很容易出現問題。

當你在日常生活中感到緊張，例如在上司面前做簡報，或想起討厭的事情時，**試著將眼球往左右、上下、斜上和斜下方轉動大約三十秒**。單靠這招，就能舒緩心理。順帶一提，這個運動在搭乘交通運輸時，也能實行。

這麼做能帶給左腦和右腦更好的刺激，且實際感受到內心重獲平衡。視覺訓練的效果之一，是不再感到焦慮、變得沉穩。實際上，我曾收到這類的回饋。

為什麼透過眼球運動能獲得這樣的功效？

其實答案依然和腦部功能有關。

人會產生焦慮，是因為情感上無法接受輸進大腦的資訊和體驗，因此控制不了情緒。

雖然世上也有具備堅強心志的人，不會動輒為了細微瑣事就生氣，但心志畢竟受身體狀況和精神狀態左右，不由自身的意志主導。

話雖如此，司掌感情的終究還是腦。假如能夠藉由視覺訓練，來改善腦部的使用方法，進而提升掌控力，也就能妥善控制情感。

此外，動眼訓練還有一項優點，就是單純不擅長的事情（例如讀書、運動和手工操作等）能做得比以前還順手，減少會迫使人不愉快的因素。

而另一項發現，則是眼球運動具有提升額葉血液循環的功效。關於這一點將會留待下一節說明。

2 一分鐘眼球運動，血液循環佳

大腦學校股份有限公司，是一個由腦部影像診斷權威加藤俊德醫師擔任法人代表的機構。十年前，我曾拜託該機構調查，做眼球運動時，腦部會有什麼樣的活動。雖然我知道眼球轉動時，額葉中後方部分會活動，不過具體來說是哪個部位、怎麼運作，當時的我未詳細調查過。

眼睛跟腦部運作有什麼關係，我期盼能藉助加藤醫師的力量來揭曉答案。

我當受試者，使用腦功能光學造影裝置，調查做各種眼球運動時，腦部的血液循環狀況，結果就有了驚人的發現。

首先，進行追蹤眼球運動（用肉眼追蹤目標物）時，可以看出眼球運動司令塔（大腦）的部分在活動，但在進行跳視眼球運動（將注視點跳到遠方的目標物）時，腦部活動範圍遠比做眼球運動的司令塔部分還要廣，激起血液循環上升。這項值得驚訝的結果顯示，光是動動眼睛，額葉會大範圍的活動。

而當人在做聚散眼球運動（內聚〔convergence，雙眼向內〕以及開散〔divergence，向外看〕）時，額葉前面的部分，前額葉皮質司掌專注力和意志活動的部分，就會運作（見下頁圖）。

我之前建立這項推論：藉由轉動眼球的訓練，或許也能促進額葉的力量，也就是想像、專注、控制情感和決策等。經調查腦部血流的變化後，這項推論就有了實證。

本書介紹的案例中，有人藉由眼球運動一掃憂鬱的心情，也有人在工作前做訓練來提升專注力。這也代表眼部和腦部就如實驗結果顯示，有連帶關係。

圖 11 眼球運動造成的腦部血流變化

※ 血流多的地方會呈現白色，血流少的地方則會變暗。

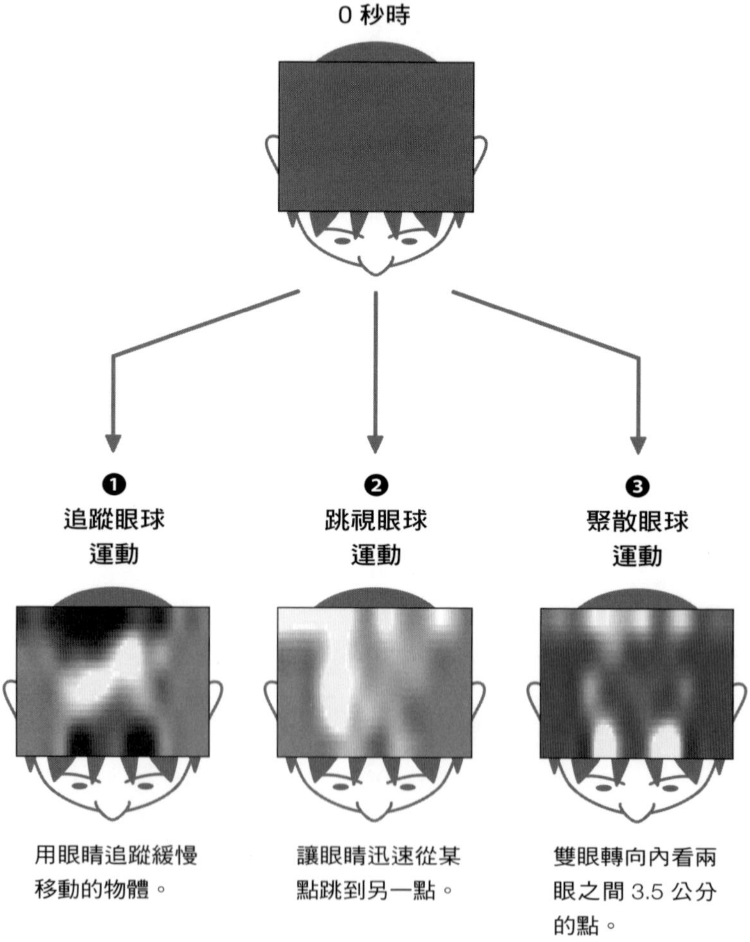
0 秒時
❶
追蹤眼球
運動
❷
跳視眼球
運動
❸
聚散眼球
運動
用眼睛追蹤緩慢
移動的物體。
讓眼睛迅速從某
點跳到另一點。
雙眼轉向內看兩
眼之間 3.5 公分
的點。

3 眼部肌肉鬆了，腦袋就舒服了

相信各位已經明白，眼球運動能對腦部和控制精神狀態，帶來正面影響。視覺能力訓練的特徵在於每天持續的做，能產生龐大的效益，也就是說，該訓練擁有驚人的速效。

接下來，我再來介紹其他證實眼部訓練成效的資料。

動動眼，就會出現好腦波

左頁圖12是我的腦波圖，使用測量額葉腦波的儀器「Alphatec」來檢測。

實驗內容非常簡單。剛開始的一分鐘只需要閉上眼睛什麼都不做，以這種狀態來測量。接下來的一分鐘，要持續瞇著眼睛，以固定速度慢慢的左右轉動眼球即可。之後的一分鐘也持續左右轉動眼球，檢測這段時間的腦波。

人的腦波大致可分為三種狀態：

「α波」是人類在最放鬆的狀態下發出的腦波。這時，大腦皮質沒怎麼在運作，換句話說，即使人是清醒的，也是保持靜臥，沒有受到太多刺激。

相形之下，「θ波」表示人處在更為放鬆的狀態，如入睡之前的打盹。只不過這個時候的特徵，是人會發揮高超的記憶力，容易靈光一現。就像很多人在睡前，會突然想到好點子。

「β波」是人類在緊繃、焦慮之下活動時的腦波狀態。

圖 12 眼球運動造成的腦波變化

❶ 開始時（閉眼測量）

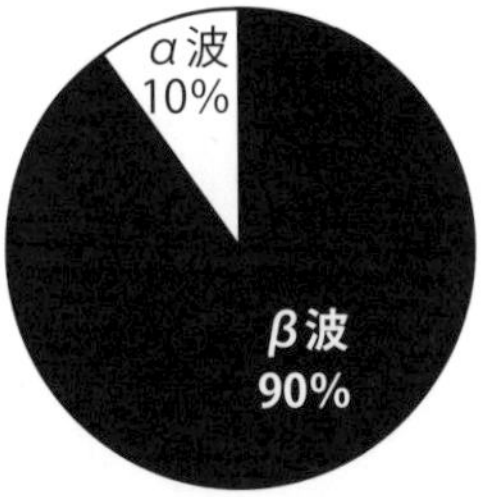

幾乎由 β 波占據，這時人往往呈現緊繃狀態。

❷ 經過 1 分鐘（動眼測量）

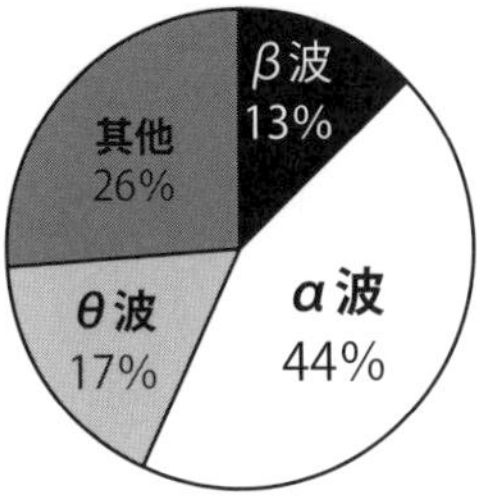

α 波和 θ 波不相上下，是理想的精神狀況。專注和放鬆之間取得均衡。

❸ 經過 2 分鐘（動眼測量）

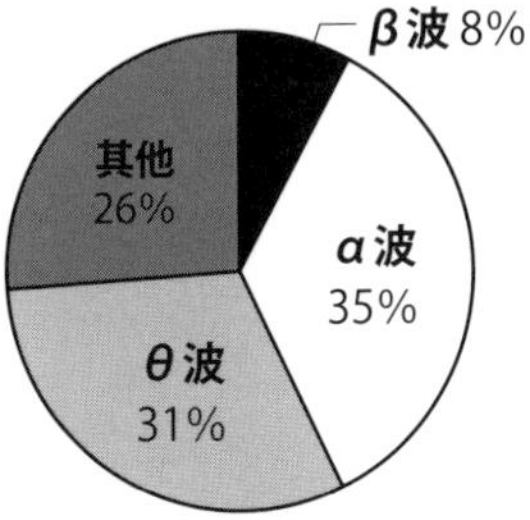

θ 波變強，放鬆狀態加深了。

請各位根據以上說明，注意上頁圖12。當我以固定的節奏持續往左右做眼球運動時，可以明顯看出剛開始幾乎由β波占據（也就是緊繃），相形之下α波和θ波所占的比例，會逐漸擴大。

剛開始的一分鐘要閉眼測量，不必特別做什麼。這時圓餅圖幾乎由β波占據（見上頁圖12圓餅❶）。接下來的一分鐘在眼球輕輕轉動的同時測量，這時圓餅圖的狀態堪稱是理想的精神狀況，α波和θ波的平衡相當良好，不管做什麼內心都很平靜。

從這張圖，可以看出眼球運動開始沒多久，腦部會放鬆。換句話說，處理任何事情時，只需要稍微做眼球運動，就能打造專注和放鬆的絕佳狀態。

雖然眼球運動和腦波的研究才剛起步，但從目前取得的多人資料來看，眼球運動確實能營造良好的精神狀況。

4 重要場合開始前，眼球先轉幾圈

想要在工作中拿出成果，精神狀況非常重要。若緊張得全身僵硬，或無精打采，都很難發揮最好的表現。

雖然市面上有販賣放鬆α波的CD，但就算沒有依賴這類用具，只要掌握眼球運動的訣竅，你便能隨時放鬆。從許多人的腦波調查結果來看，也證明這一點。

比方說，假如在重要的會議、簡報和面試前，感到坐立難安，當事者可以瞇著眼一分鐘（沒有完全閉上也無妨），再進行眼球鐘擺運動。

眼睛要往左右、上下、斜上和斜下方慢慢大幅轉動，然後你的視線再繞一圈。這時不妨從緩慢的節奏開始，試著逐漸加速，找出自己覺得舒服的節拍。

請各位配合節拍，呼吸保持固定的節奏。要注意的是，呼吸時也要讓自己感到暢快。

除非有許多外在的干擾入侵，一般來說 α 波應會逐漸占據腦部，讓身心得以放鬆。

我建議各位不要臨時在重要的場面上嘗試，而是從平時就要練習如何靜心。最有效的節奏和姿勢必然因人而異，請找出對自己來說最好的節奏。

不想工作、心情鬱悶時，動動眼

人平時要和各式各樣的精神壓力對峙。

難免會有緊張、不安、恐懼，不想去工作、不想外出的時候。

當負面情緒沒有消散時，只要稍微動動眼睛，心情也會逐漸和緩。

除此之外，大多數的人都曾因心動和期待等正面情緒，而過度逞強、欠缺冷靜，在這時動眼，能有效舒緩高亢的情緒，找回平靜。

動眼之後點子就會湧現

動眼之後容易想像出畫面，所以要想新點子時，不妨試著活動雙眼。堪稱當今日本最優秀的棋士羽生善治先生，在接受訪問時，他會邊思考邊說話，眼睛經常會東張西望。或許有些人認為跟某個特定對象說話時，視線四處晃動不太好，但在想新點子時，像這樣動眼是非常有效的。

想不出創意時，切勿鑽牛角尖，請稍微冷靜下來，將眼睛上下、左右轉動，試著在空中畫圈。相信腦部的運作也會活化，有助於浮現更好的點子。

可以用來克制憤怒

人一旦陷入繁忙，可能會出現下列這種情況：

◉沒來由的發火。
◉明明不是自己出現失誤，卻將原因歸咎在自己身上。
◉等回過神來，才發現只有自己在埋頭工作，不斷加班。無處發洩的憤怒油然而生，也厭惡沒辦法說不的自己……。

被這種情緒所困，對一部分的人來說，可說是家常便飯。

假如你發覺自己快發火時，就要在打人或顯露態度之前，先喘一口氣。根據憤怒管理守則，人的憤怒頂點最多只維持六秒，因此我建議在這段時間找回理智，以免這份情緒持續下去。

想要控制憤怒時，你可以試著趁情緒冷卻時，動眼十秒鐘。光是這樣做，不但能收起憤怒，還能切換成正面的情緒，告訴自己：「好，我沒事了！」

找回心靈安定的三秒重新開機術

相信有很多人會莫名感到不安，例如：

◉ 要是被人討厭該怎麼辦？
◉ 要是工作當中犯下重大失誤該怎麼辦？

此外，我們有時會嘴饞，想要吃點什麼，或想立刻買下喜歡的東西，當人受這種衝動欲望掌控時，便沒辦法冷靜判斷事理。

若覺得內心不安定時，不妨試著緊緊閉上眼睛三秒。接著直接抬起下巴往上揚，然後睜大眼睛。

這時，你的內心會瞬間湧現積極的情緒。

這個方法要持續做到茫然不安和欲望逐漸消失為止。照理說養成這個習慣後，就會接近理想的自己，無論什麼時候都可以冷靜行動。

這項心理調適法一分鐘之內就能完成，隨時都能實踐。還可以跟想像訓練合併使用，想像工作順利進行，每天便能過得很充實。

5 一天只需五分鐘，但做完別馬上看手機

了解整個道理之後，從下一章帶大家認識訓練實踐法。

不過在這之前，要請各位留意幾點。

首先，訓練的關鍵是帶著快樂的心情持續進行，進而提升效果。太過操勞或沒幹勁時，不要強迫自己做訓練。

這和肌肉訓練一樣，不能因為偷懶好幾天，就一次做長時間訓練，試圖彌補延誤的進度，這麼做不但沒用，突然讓眼睛承受高負荷，反而造成反效果，

需要小心。

一天訓練五分鐘就行，訓練時間最長不超過十五分鐘。

持之以恆的祕訣在於每天在某個時段進行，找出契合自己生活方式的時間。在早上，刷牙、洗臉的同時做；到公司上班之後，在工作場所做；在結束一天後，上床睡覺之前做……不論哪個都可以，重點是找出自己可以輕鬆持之以恆的時段。

不過，因為眼球運動會活化腦部，所以早上做視覺能力訓練，最能讓心情舒暢。除了能鍛鍊眼睛之外，還能開啟舒適的一天，簡直一石二鳥。因此，我會建議盡量在早晨時段進行。

要是平時找不到時間鍛練眼睛也沒關係。你可以在就寢前做。除了鍛鍊眼部肌肉外，也可以採取類似「擴展視野」（見一五二頁）那樣舒緩類的運動，療癒一天的眼睛疲勞。

熟練之後不妨嘗試挑戰更難的訓練，像是搭配節拍器的節奏，快速轉動眼睛。若能在不穩定的狀態下取得平衡，同時精進視覺能力，訓練的等級就會變得更高。當主管平衡的三半規管與眼球互傳訊號後，平衡和眼球運動能藉由加乘作用，而提升能力。

鍛鍊眼部肌肉之後，別馬上用手機

在最後訓練結束之際，記得讓身心稍作休息。所以要盡量避免立刻看智慧型手機或電腦螢幕。

休息時可以閉上雙眼，按摩眼睛周圍，或是望著遠方發呆，以舒緩眼部肌肉。泡澡改善血液循環，藉由伸展操紓解頸部和肩膀的肌肉，也很有效。

鍛鍊眼部肌肉之後要好好休息，這樣才會產生高超的功效。

只要維持這樣的習慣，你會發現眼睛在不知不覺間，變得不容易疲累、提升專注力，生活的樂趣理應會自然湧現。

例如，能做到以往覺得吃力、提不起勁做的運動，也可以挑戰會用到指尖的創作類興趣。假日不一個勁兒的睡覺來消除疲勞，外出讓眼睛看各種東西，同時享受散步和逛街購物的樂趣，也是個不錯的選擇。

只要每天消除眼睛疲勞，不等到週末才鍛鍊雙眼，並且在假日做動態活動，那麼，你的人生一定會有所改變。

動眼訓練體驗案例8

起床馬上做，加快清醒速度

大藪聰（三十五歲）

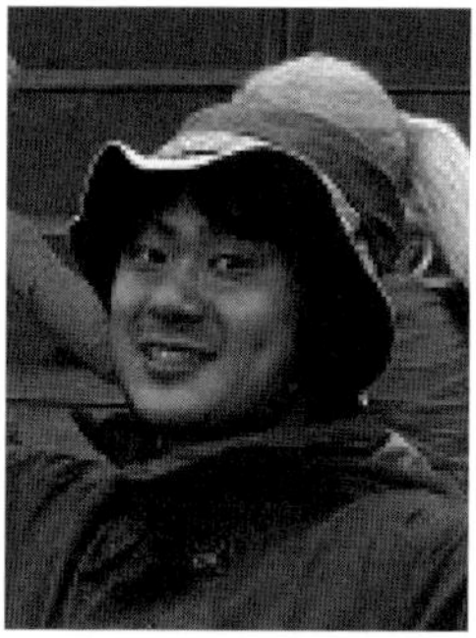

開始訓練的一個月，我起床後會馬上做視覺訓練：單腳站著做跳視眼球運動，然後繼續做追蹤眼球運動↓拉弓箭姿勢↓擴展視野。時間大概在一至兩分鐘左右。

以我實際感受到的效果來說，就是清醒的速度變快了。尤其是早上的迷糊感和腦袋的沉重感，更是一掃而空！

兩個半月後，我起床後依舊很快的清醒，連經常發作的頭痛也消除了。

動眼訓練體驗案例9

「不想去上班」的情緒不見了

宮川彩（三十一歲）

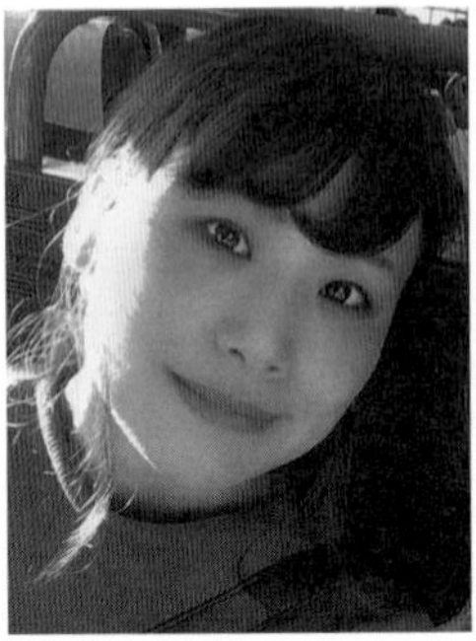

視覺訓練持續做一個月後，我發現除了頭腦變得清晰，連行動（比方說做便當和深蹲）也變得比較順暢。我以往會睡到最後一刻才出門，現在則可以俐落行動，早上就能從容準備了。

另外，我也漸漸能轉換心情了。以前早上常會抱著「不想去工作」的負面情緒，現在則會告訴自己：「其實上班也沒到那麼糟吧。」調整成積極心態，帶著好心情上班。

作者的話

腦部額葉運作順暢，便能迅速展開行動及快速轉換心情。有時藉由活動雙眼，就能改善額葉的血液循環，進而提升熱情和專注力，抑制負面情緒，從客觀的角度觀察狀況。

動眼訓練體驗案例10

輕聲說「壽司、壽司」的揚嘴角訓練

上田治彥（四十六歲）

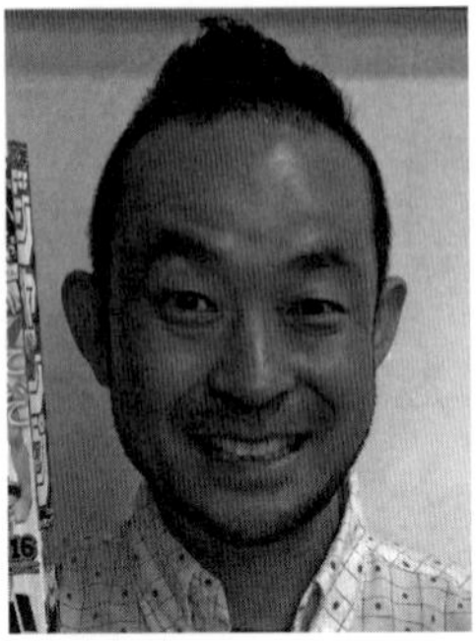

跳視眼球運動

當時我使用節拍器來做跳視眼球運動，從一分鐘節拍一〇〇開始。兩個星期後，節拍漸漸提升至一二〇、一二六、一三二、一三八。我覺得眼睛以高速運動時，視線比較容易停在手指上。只要在實踐時揚起嘴角訓練，視野和頭腦會變得清晰舒暢。

追蹤眼球運動

做運動前，我會先想像讓人開心的事，再將想的事說出來。例如輕聲說「壽司、壽司」之類的。與其想像今後的期盼，不如想像以前開心的事情，做起來比較容易。從第三個星期開始，則看著喜歡的照片再開始做。

拉弓箭姿勢

拉弓射箭姿勢的節拍是從一〇〇起跳，有時則是一二〇或更快的速度。當速度過快或觀看遠方時很難對焦，節拍再調回原樣。

做視覺訓練一段時間後，某天早上實行時，我感覺眼前變得明亮起來，能看得更清楚，似乎有股力量進入腦袋裡。我在工作時，會不定期動動眼睛，以消除疲勞，之後就能夠專心一意，或是想起有什麼該做的事情。

作者的話

無論是在運動時說出愉悅的想像，還是看了照片再做，上田花了工夫找樂子。這樣的訓練也會廣泛活用腦部，讓腦部的各個部位受到刺激。

開心的運動，腦部會分泌提高熱情的荷爾蒙，效果也容易提升。

第四章

用兩隻拇指就能辦到

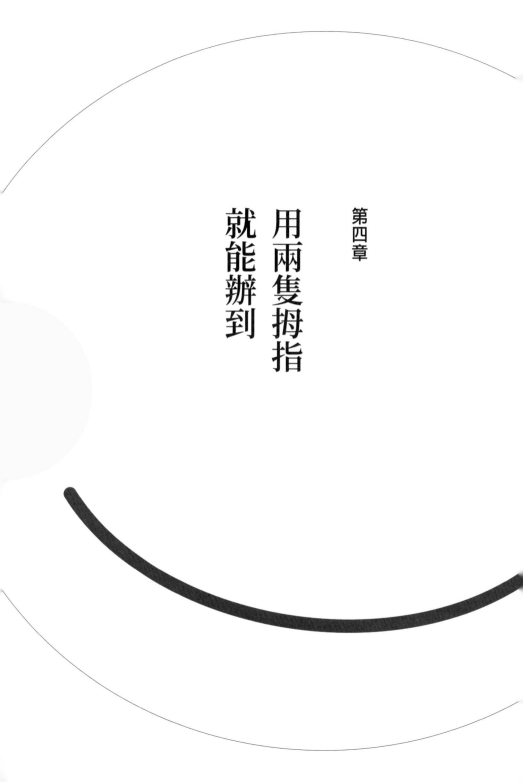

1 鍛鍊眼部肌肉的六大基礎訓練

不論心情鬱悶或者感到不安、焦躁時，光是動動雙眼，就會平撫精神。

但我認為，即使情緒穩定，平時也要習慣做視覺訓練，哪怕一天只做幾分鐘，也要盡量專心動眼。這一章的前半部會介紹六大基礎訓練，其重點是鍛鍊眼睛的各種肌肉。要注意的是，必須有意識的轉動眼球，否則展現不出效果。照理說六大訓練做三分鐘到五分鐘就可以完成。假如沒有時間，也不妨隨意選一項做幾秒鐘。

做訓練時，若在意別人目光，你可以閉眼轉動眼球，但要注意安全。

基礎一　聚散眼球運動

該訓練為聚散運動中的內聚訓練，簡單來說，讓雙眼的注視點轉向中間（鼻梁），就是鍛鍊轉動視線的能力。這項基本訓練要每天持續進行。

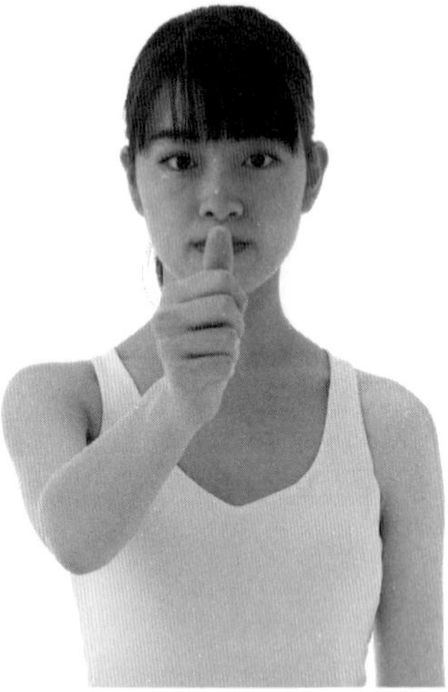

❶ 在雙眼間前方約 40 公分豎起大拇指，慢慢靠向眼睛。

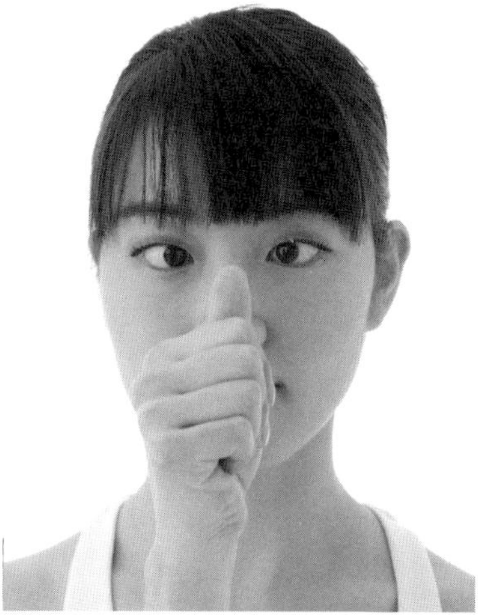

❷ 要在焦點的極限距離保持 5 秒，然後逐漸縮小極限距離（這個動作要重複 5 次）。

重點

剛開始，如果覺得很難讓雙眼向內轉時，也可以用手壓住單眼，逐一讓眼睛轉向內。

基礎二　搖晃頭部

這項訓練是要盯著一個點，擺動頭部。藉三半規管的平衡，讓眼睛看不同方向。

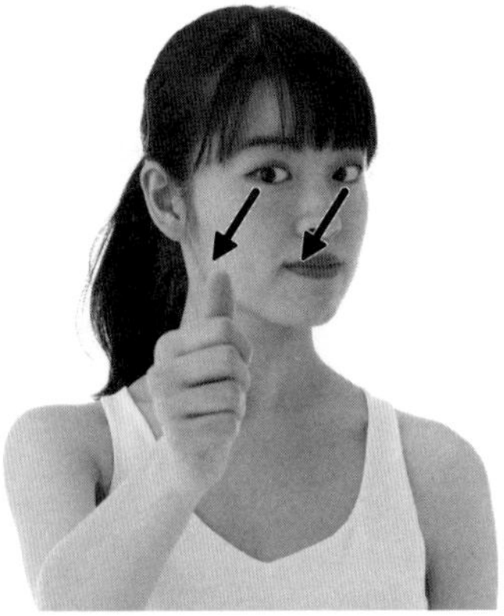

頭往左擺，以眼睛的右端看指尖。

❶ 在離雙眼之間的前方 40 公分處，豎起大拇指。

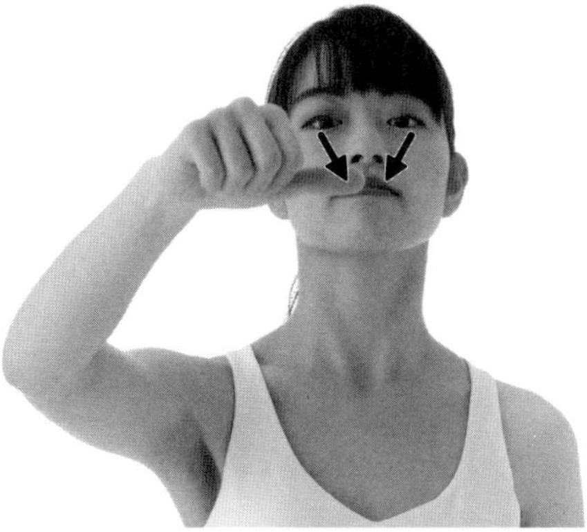

抬起下巴，視線往下看指尖。

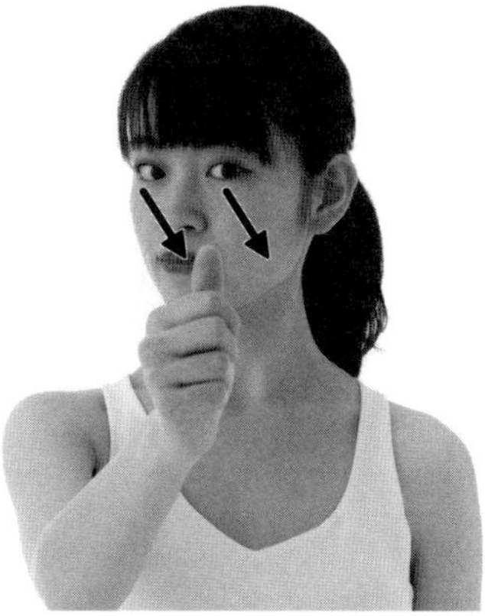

頭往右擺，以眼睛的左端看指尖。

❷ 視線焦點固定在大拇指的指尖，頭部往左右／上下／斜上方和斜下方擺動（見 P140 ～ P143 的照片）。

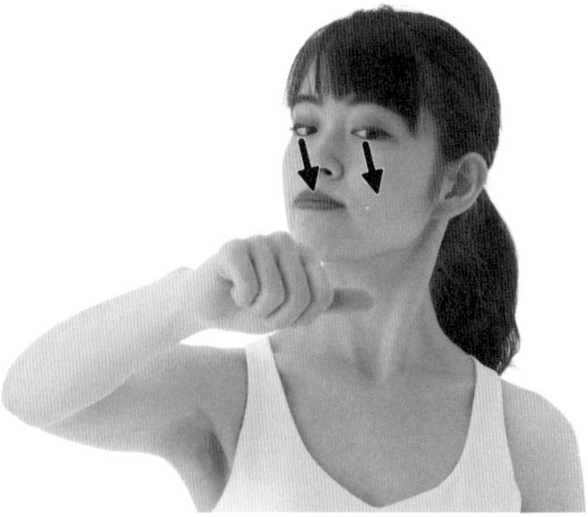

頭部抬到右上方，往斜下方看指尖（左上方也一樣）。

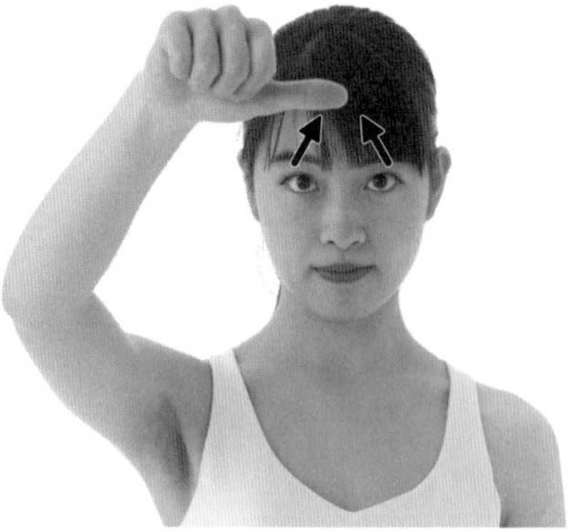

縮起下巴低頭，視線往上看指尖。

❸ 同樣的，將視線焦點固定在大拇指的指尖，頭部像畫圈一樣往順時鐘和逆時鐘方向擺動。

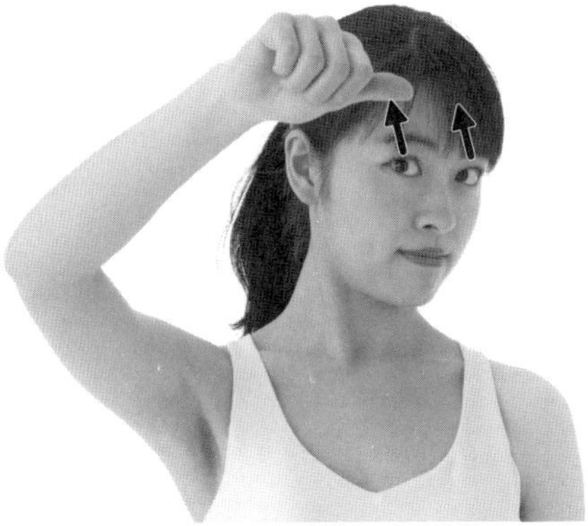

頭部低到左下方，往斜
上方看指尖。

重點

大拇指要保持在定位不動。
這項訓練也能舒緩頸部。

基礎三　追蹤眼球運動

頭部固定不動，只轉動眼睛慢慢追蹤各個方向。也可以當作動眼伸展操。

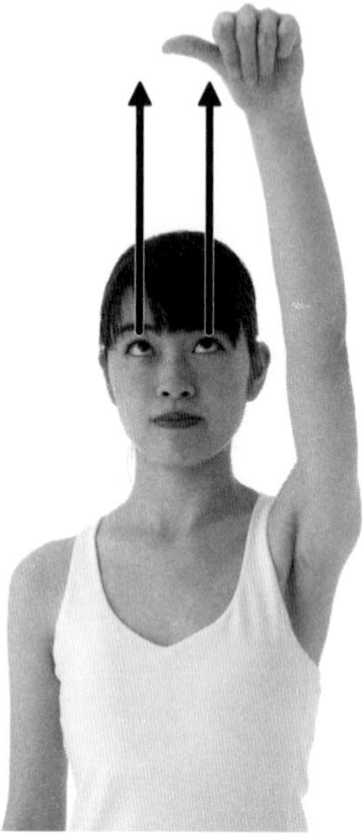

看上方的指尖。

❶ 伸出手臂，豎起大拇指，注視大拇指的指尖。

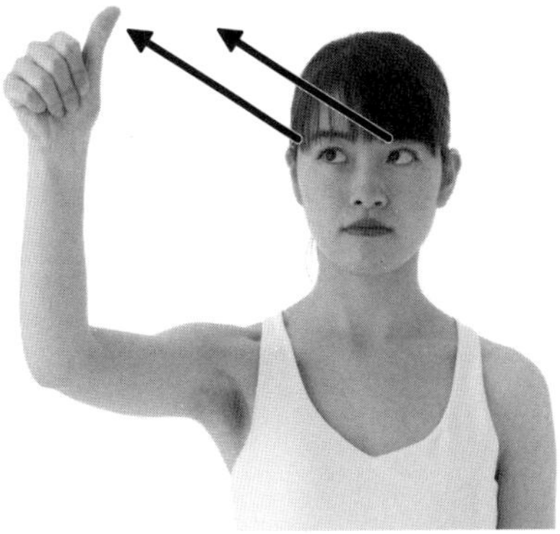

看右斜上方的指尖。

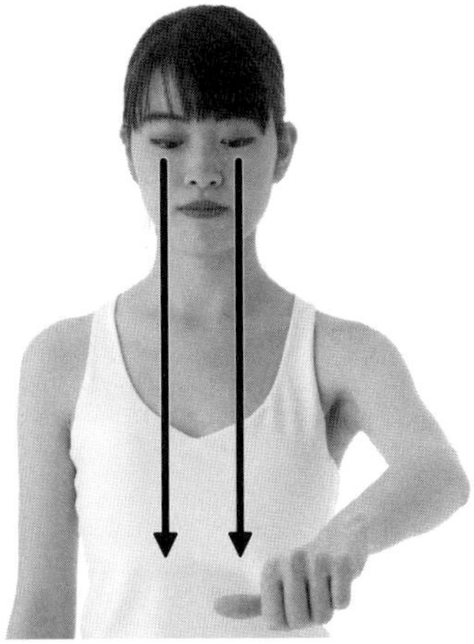

看下方的指尖。

❷ 然後，手臂往左右／上下／斜上方和斜下方擺動（見 P144 ～ P147 的照片）。

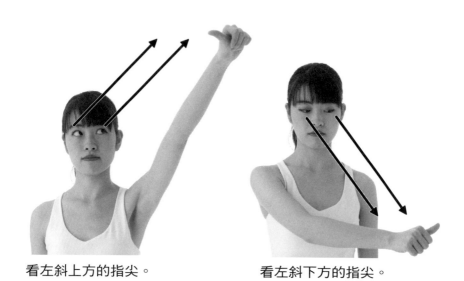

看左斜上方的指尖。

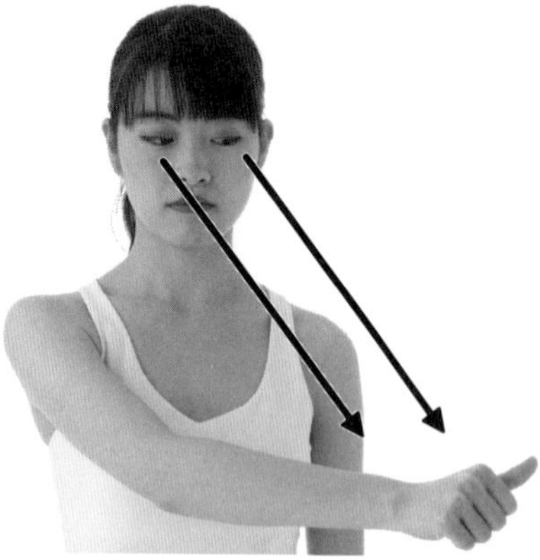

看左斜下方的指尖。

❸ 同樣的，將視線焦點固定在大拇指的指尖，手臂以頭部為中心，往順時鐘和逆時鐘方向轉圈。

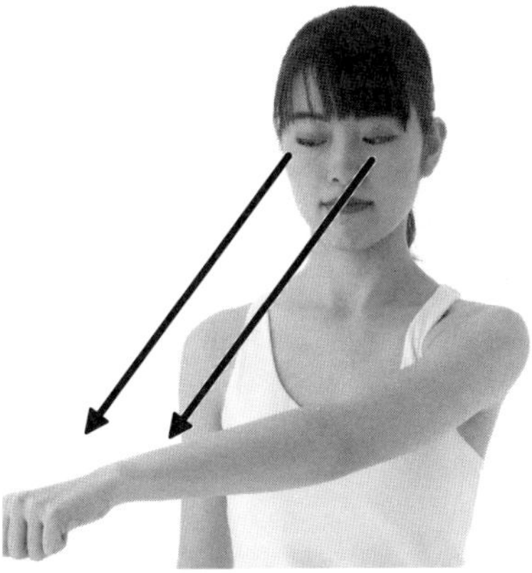

看右斜下方的指尖。

重點

要是動到頭部就不會動到眼部肌肉，所以要盡量維持頭部固定位置。

基礎四　跳視眼球運動

以絕妙的節奏迅速移動視線。做了之後，腦袋也會變得清晰舒暢。

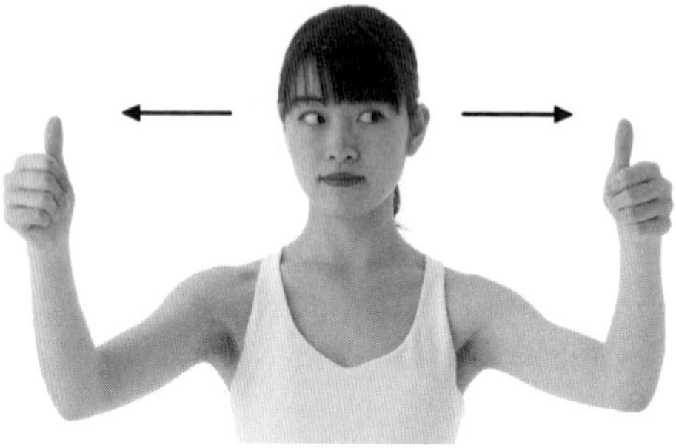

眼睛往左右移動。

❶ 手腕離肩膀 30 公分至 40 公分處，豎起大拇指（見上圖）。
習慣這個寬度後，可改成距離肩膀 50 公分以上。覺得困難的人也可以縮短距離。

❷ 頭部不動，只靠眼睛追蹤兩指。手臂往左右、上下、斜上和斜下方張開（見左頁圖）。

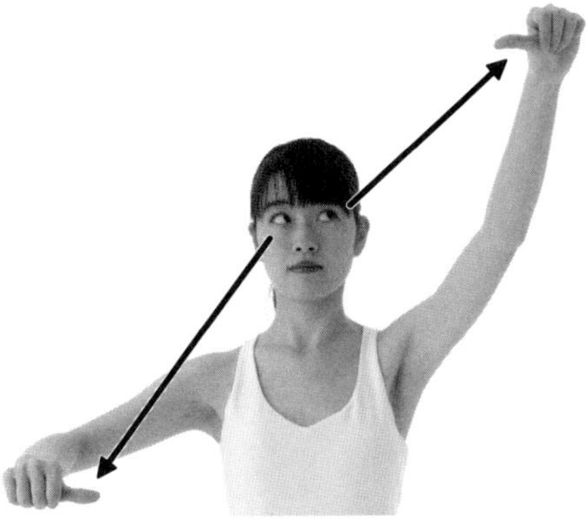

反方向也一樣。

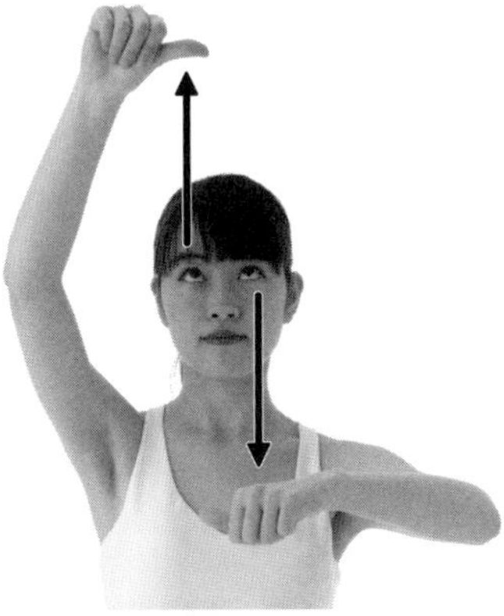

眼睛往上下移動。

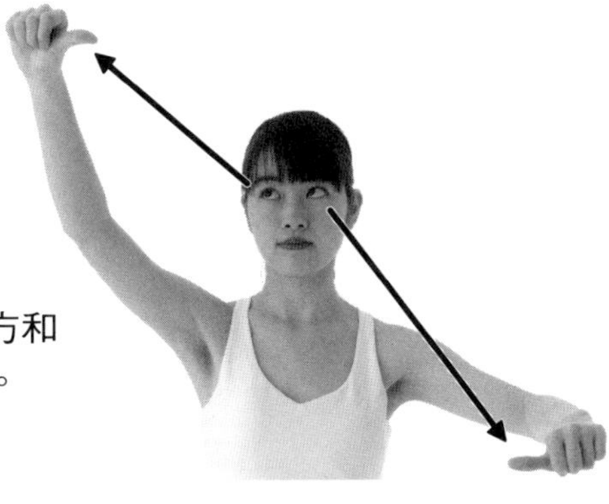

眼睛往斜上方和
斜下方移動。

重點

雙臂的寬度要逐步擴張。如果身邊有很多人的話，鍛鍊時也可以不用手指。

基礎五　拉弓箭姿勢

培養觀看遠處的能力，以及雙眼靠攏觀看近處的能力。

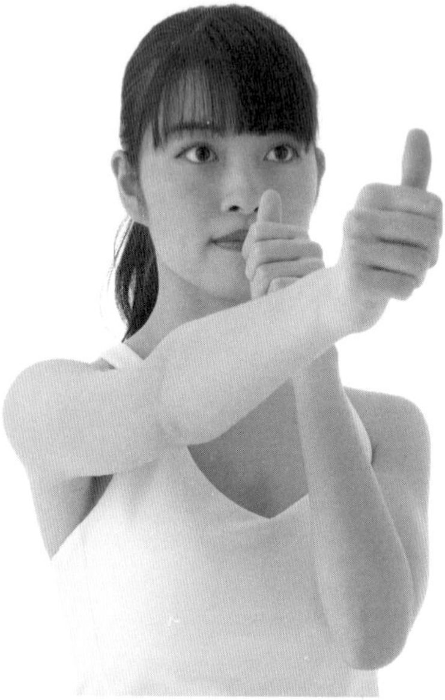

❶ 豎起雙手的大拇指。一隻手臂伸到遠處，另一隻手臂放在眼前 5 公分處。

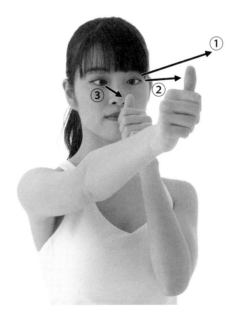

❷ 先看遠處（比伸出的手遠 3 公尺以上），其次觀看伸出去的那隻手指指尖，接著用雙眼向內轉看眼前的指尖。
每個點各看三秒。這個動作要重複五次。

重點

跟跳視眼球運動一樣，讓視線照著節奏移動。

基礎六　擴展視野

視野大幅開闊，心情也會變得正面積極。

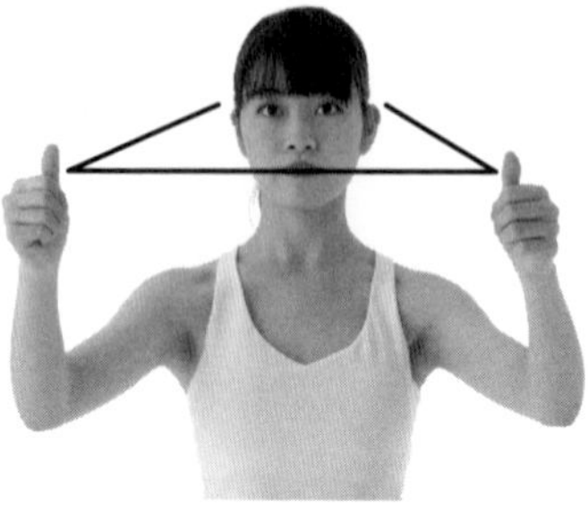

❶ 豎起大拇指，慢慢張開到比肩寬略窄的距離。

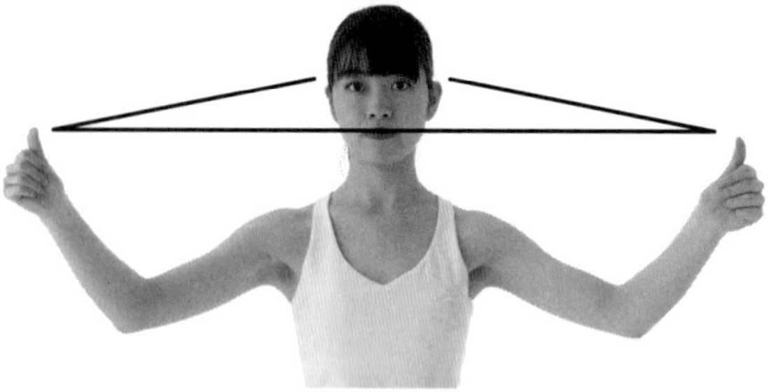

❷ 目不轉睛看著前方遠處，以眼角的餘光留意大拇指的指尖，同時將雙臂慢慢往左右張開。

❸ 接著雙臂也要往上下、斜上方跟斜下方張開（見左頁圖）。

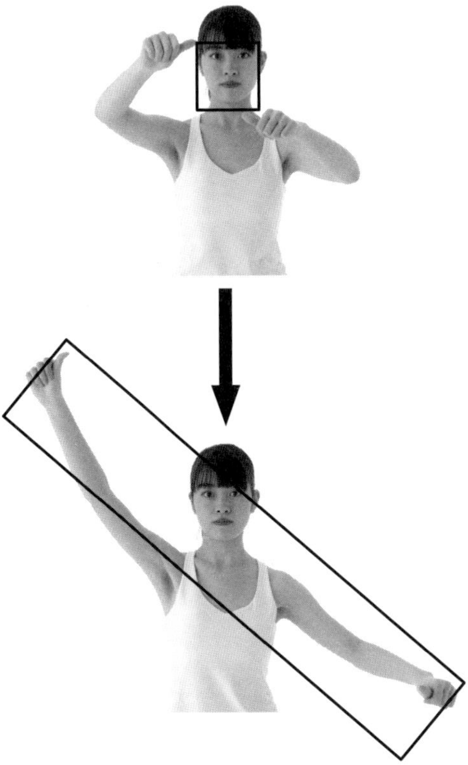

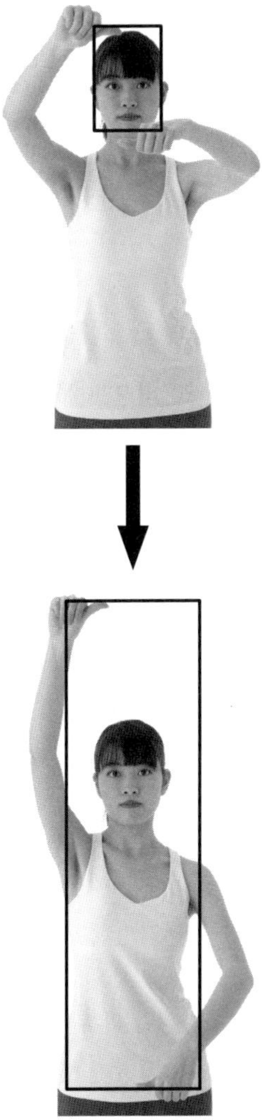

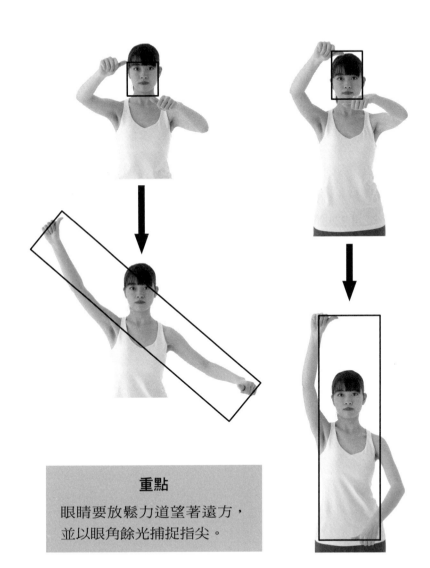

重點

眼睛要放鬆力道望著遠方，
並以眼角餘光捕捉指尖。

2 使用全身肌肉的基礎訓練應用版

我近年來致力於結合基本動眼訓練和瑜伽，我常常建議別人養成同時活動全身和眼球的習慣。乍看之下或許很難，但事實上，做基本訓練的同時活動身體很簡單。因為活動身體後，會提升身體意象（按：指一個人心目中對自己身體的認知），此外，還能鍛鍊視覺空間認知能力。

我建議各位在做應用版前，先回顧基礎六大訓練，在運動時，帶著「動眼運動只是基礎」的認知。也別忘了慢慢深呼吸。

動眼訓練體驗案例11

我不會暈車了，還可以在車上看書

大久保裕美（三十九歲）

以前我光是坐在副駕席上看手機，就馬上暈車，既不能回簡訊，也不能開導航看路線。但在進行眼部訓練約半年，我變得不會暈車，現在甚至可以在車上看書。

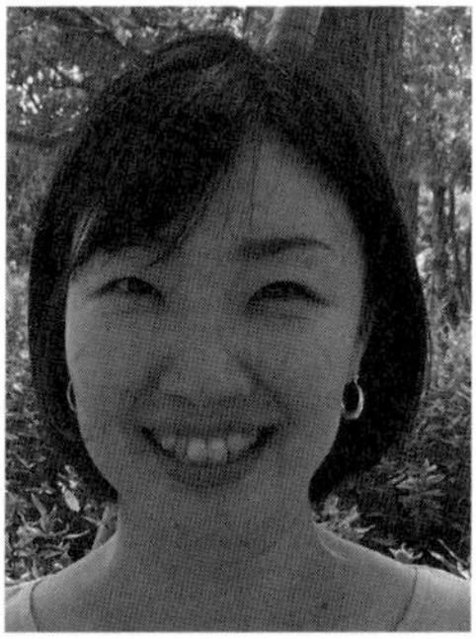

另外我發現，只要在睡覺前做追蹤眼球運動和跳視眼球運動各十次，就不會做惡夢了。或許是因為訓練讓我放鬆身心。

應用一　樹木姿勢

只要在練習平衡感的同時，做眼球運動，就可望能平衡能力和眼球運動功效，還可以預防跌倒。

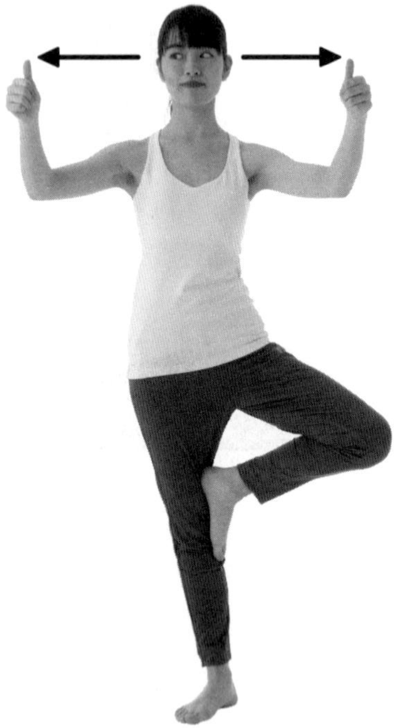

❶ 單腳貼附在另一隻腳的小腿肚上站立，接著豎起大拇指，張開到與肩同寬。

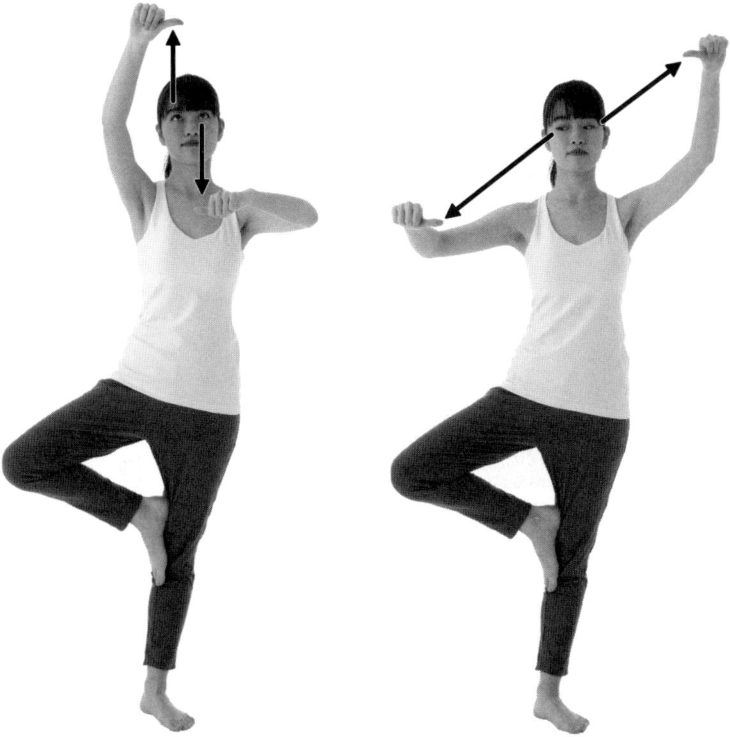

❷ 保持這個姿勢，進行跳視眼球運動，讓視線跳到左右、上下、斜上方和斜下方。

重點

假如難以直立時，不妨將單腳貼附的位置降低到小腿一帶。

應用二　時鐘姿勢

剛開始，先看一個點的同時擺好姿勢。當身體軸線穩定之後，就會活化腦部，接下來你便能輕鬆轉動眼睛。

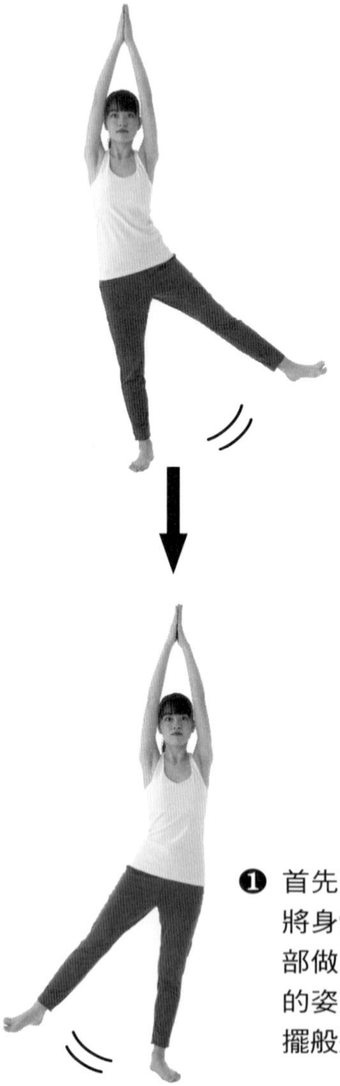

❶ 首先不要考慮眼睛，將身體打直，只用腿部做出左右前後搖晃的姿勢，像時鐘的鐘擺般進行暖身操。

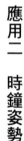

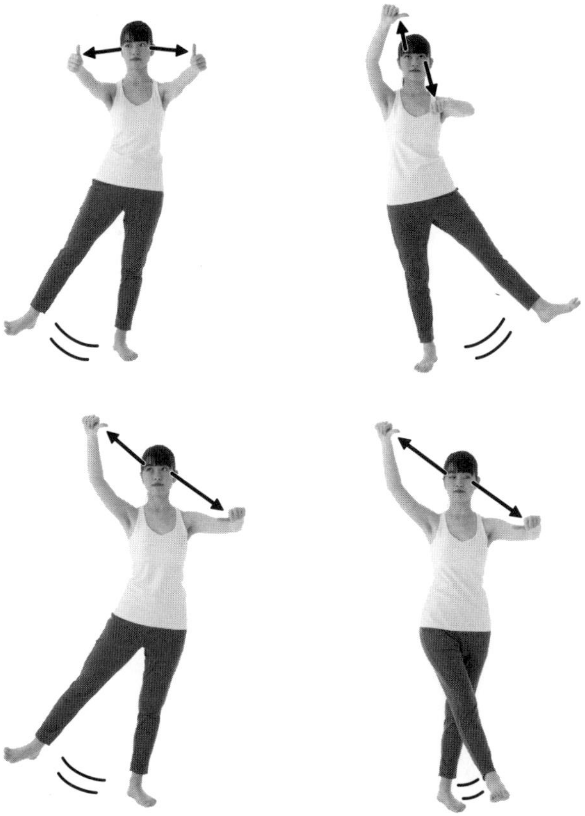

❷ 進行全身運動時，還要加上跳視眼球運動，讓視線跳到左右、上下、斜上方和斜下方。

重點

為免身體傾斜，要確實留意中心軸線。腿要伸直。

應用三　英雄姿勢

擺英雄姿勢，並維持身體平衡，同時進行眼球跳視運動，以提升專注力。

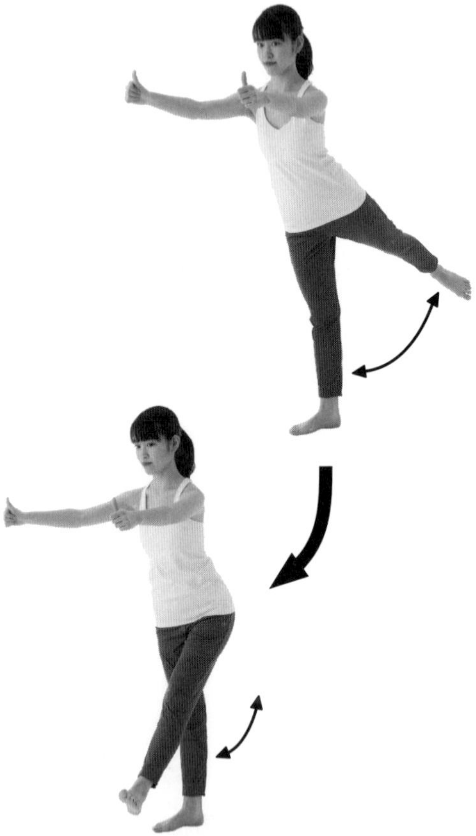

❶ 上半身從直立的狀態前傾，單腳盡量往後抬高，再像鐘擺一樣重複往後抬高的動作。

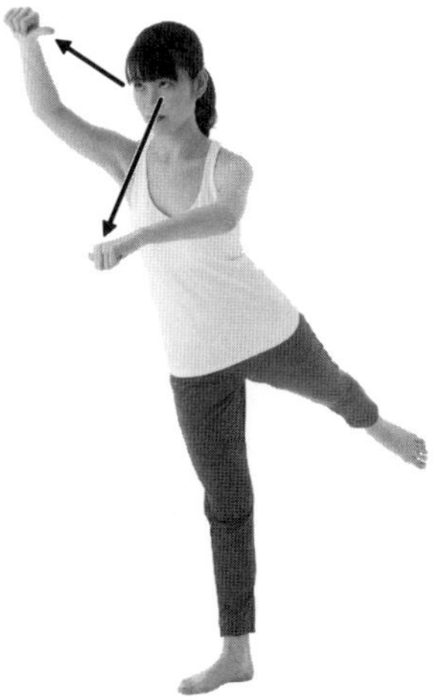

❷ 擺出❶的姿勢後，開始跳視眼球運動，讓視線跳到左右、上下、斜上方和斜下方。

重點

動眼前要先練習姿勢，以便能確實做出來。注意，腿要伸直。

應用四　直線行走和交叉行走

這項訓練會活化腦部，即使處於壓力狀態也要動眼。

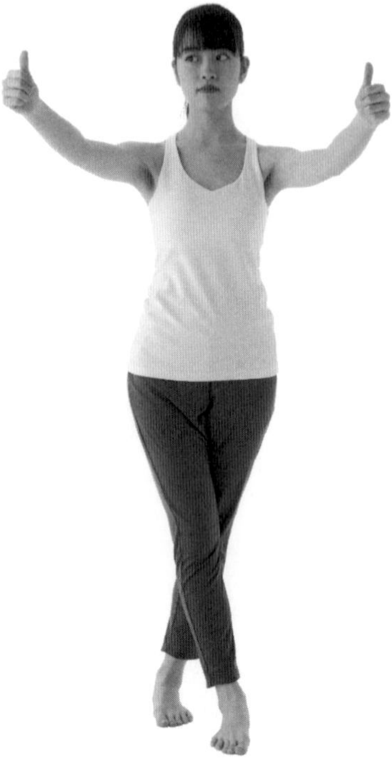

❶ 左右兩腳交叉慢慢前進，進行跳視眼球運動，手臂擺在視線範圍內，往左右、上下、斜上方和斜下方移動，讓視線跳躍。

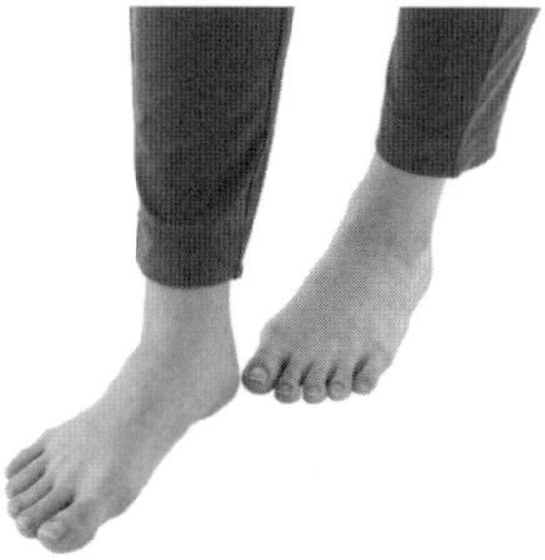

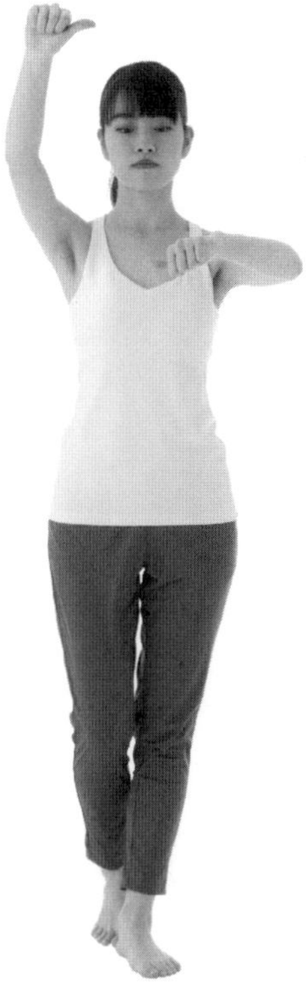

重點

這時也可以搭配基礎六（見 P152、P153），來拓寬視野。做❷時，腿要筆直伸出來的向前走。

❷ 像走在一條線上筆直前進，跟❶一樣，進行跳視眼球運動。

應用五　鴨子姿勢

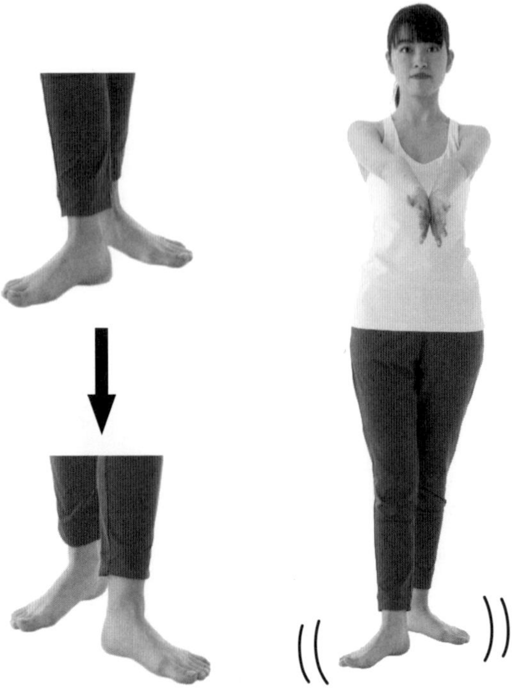

頭部不動，一邊看著遠方某處，一邊向前、向後的像鴨子般走路。
將手臂筆直前伸，手背靠攏之後，身體軸線就會穩固。

重點

向前向後走時，兩個腳跟要盡量靠近，腳尖打開。

應用六 鴿子姿勢

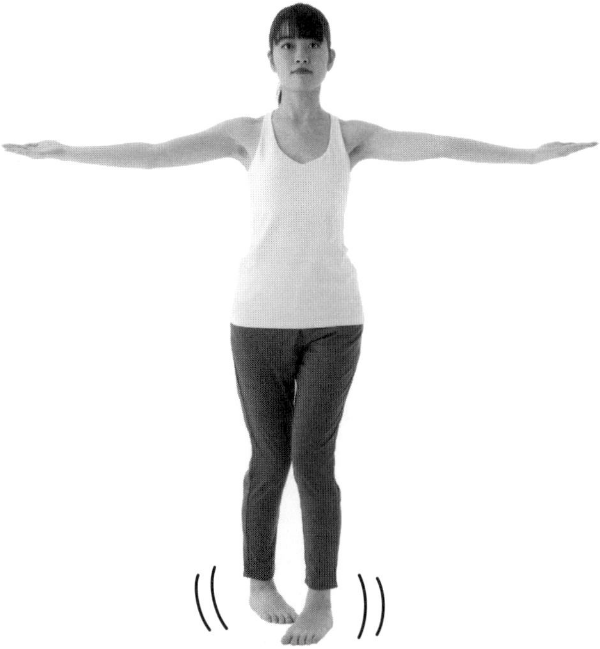

手臂水平伸向左右，腳尖朝內向前、向後的慢慢走，做出鴿子姿勢。同時進行跳視眼球運動，頭部固定，只有眼球在動，讓視線跳往左右、上下、斜上方和斜下方。身體軸線要穩固。

重點

要盡量以內八字走路，讓雙腳的大拇指靠攏。

應用七　跳動

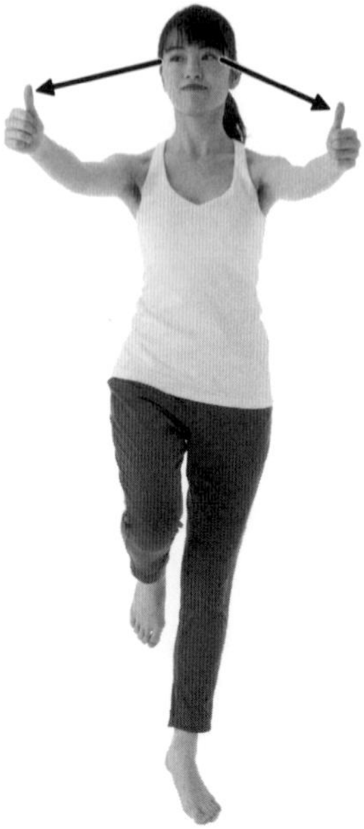

跳動得同時進行跳視眼球運動，手臂在視線範圍內往左右、上下、斜上方和斜下方移動，讓視線跳躍。

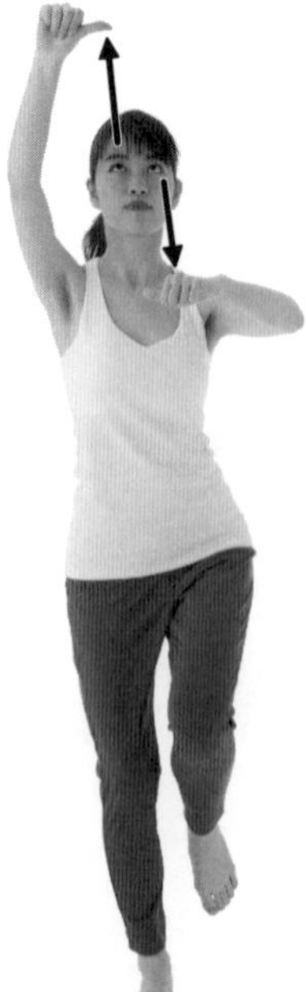

重點

跳動時，不必跳太高，小幅度的跳躍就可以了。
這項訓練會用到小腿肚的肌肉，血液循環也會變好。

應用八　V字平衡

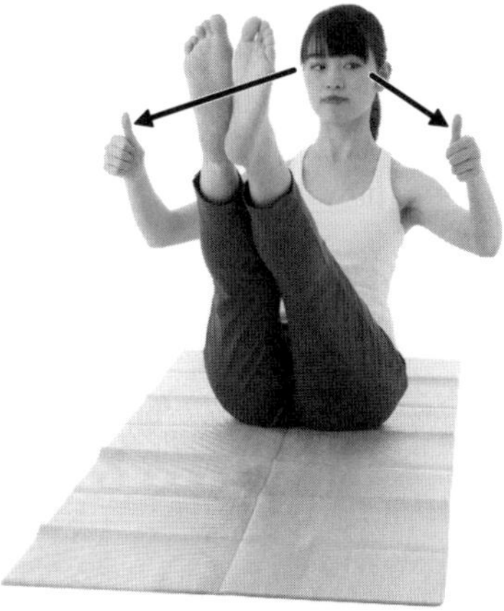

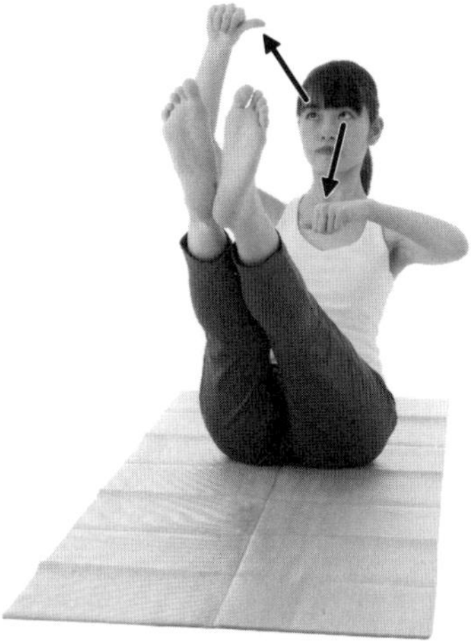

留意腹肌，抬腿時呈Ｖ字，並進行跳視眼球運動，將手臂往左右、上下、斜上方和斜下方移動，讓視線跳躍。

重點

慢慢抬高腿，不要硬撐。若很難舉起手臂，也可以只抬腿。

應用九　平板支撐

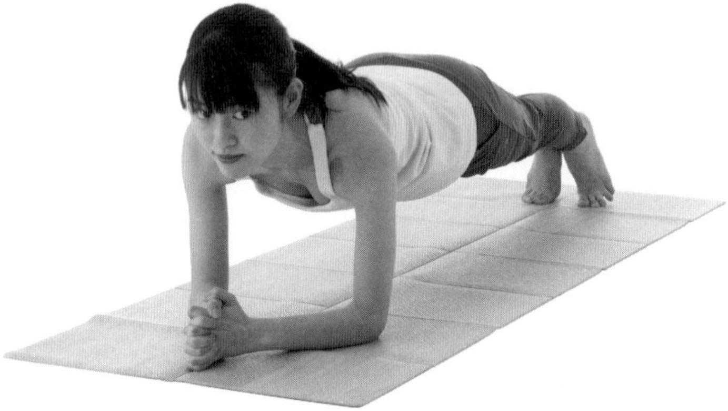

❶ 只用肘下和腳尖支撐身體。
❷ 維持這個姿勢，進行跳視眼球運動，讓視線往左右、上下、斜上方和斜下方移動。

重點

留意腹肌，屁股不要往下掉。

應用十 貓咪姿勢

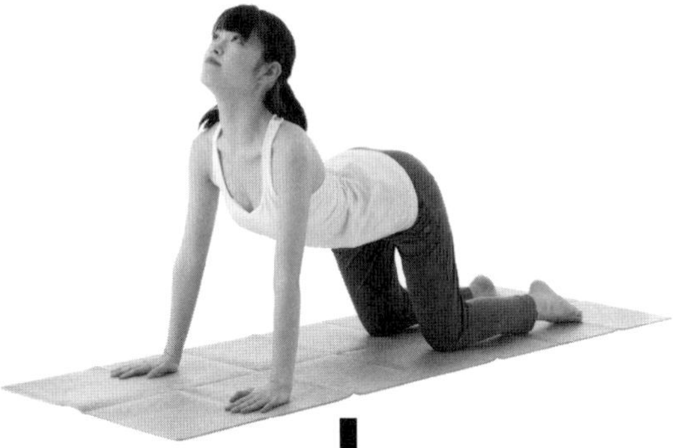

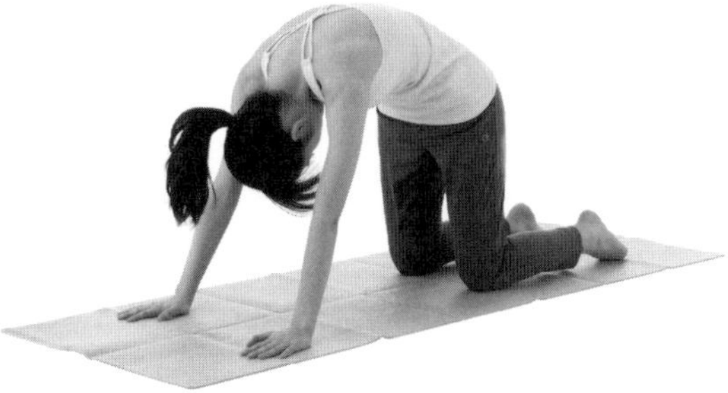

❶ 身體往上弓起來，進行跳視眼球運動，將眼球往左右、上下、斜上方和斜下方轉動。
❷ 接著要往下弓，以同樣的方式轉動眼球。

重點

❶上弓時，收緊肩胛骨要收緊，視線要落到遠方。❷下弓時，則鬆開肩胛骨，縮起下巴，留意背部，讓眼睛看著肚臍一帶。這項訓練會提升背骨的柔軟度，改善神經的通路。

第五章

貼在牆上，就能練的操作表

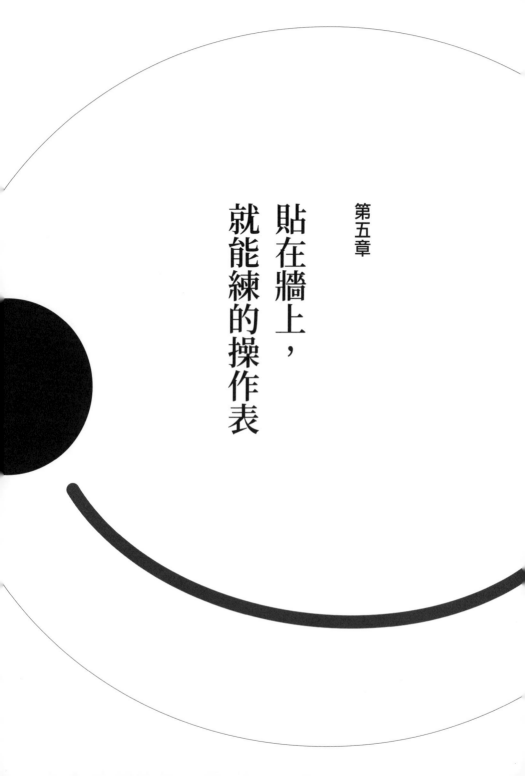

貼在牆上看，就能練眼的操作表

接下來的訓練只會用到眼睛。

這些訓練會用到一些圖，你可以伸出手臂，將本書拿到眼前三十公分至四十公分處看，也可以把圖印得稍微大一點，配合視線的高度貼在牆壁上使用。

記得記錄並保留訓練數值，如正確回答率和完成訓練所需的時間等，藉由數字實際感受進步的過程，就算紀錄沒那麼詳細，光是把做訓練的日子在月曆上畫圈，也可以勉勵自己。

但是，切忌不要太過拘泥於紀錄。說到底，目標不是提升紀錄，而是讓眼球動得更靈活。何況，提升動機也是為了要養成習慣。若不擅長記錄也沒關係。畢竟一旦讓記錄變成壓力，人就很難持續練習。以快樂的心情持之以恆，才容易出現效果。

雖然要以適當的步調堅持到底，但或許有的人不太能感受訓練的成效。這時，請稍微提高訓練的難易度。

比方像是提高眼球運動的速度，或是邊走邊做而不是在站立狀態下進行。只要在使用訓練操作表時搭配平衡感，腦部使用的部位就會更廣大。三半規管會對眼球運動的肌肉發出訊號，以便取得平衡。假如能夠輕鬆取得身體的平衡，眼球運動的能力就會節節高升。

追蹤眼球運動

視線從其中一側確實追蹤到另一側的相同標誌。若覺得困難時，也可以用手指輔助追蹤。

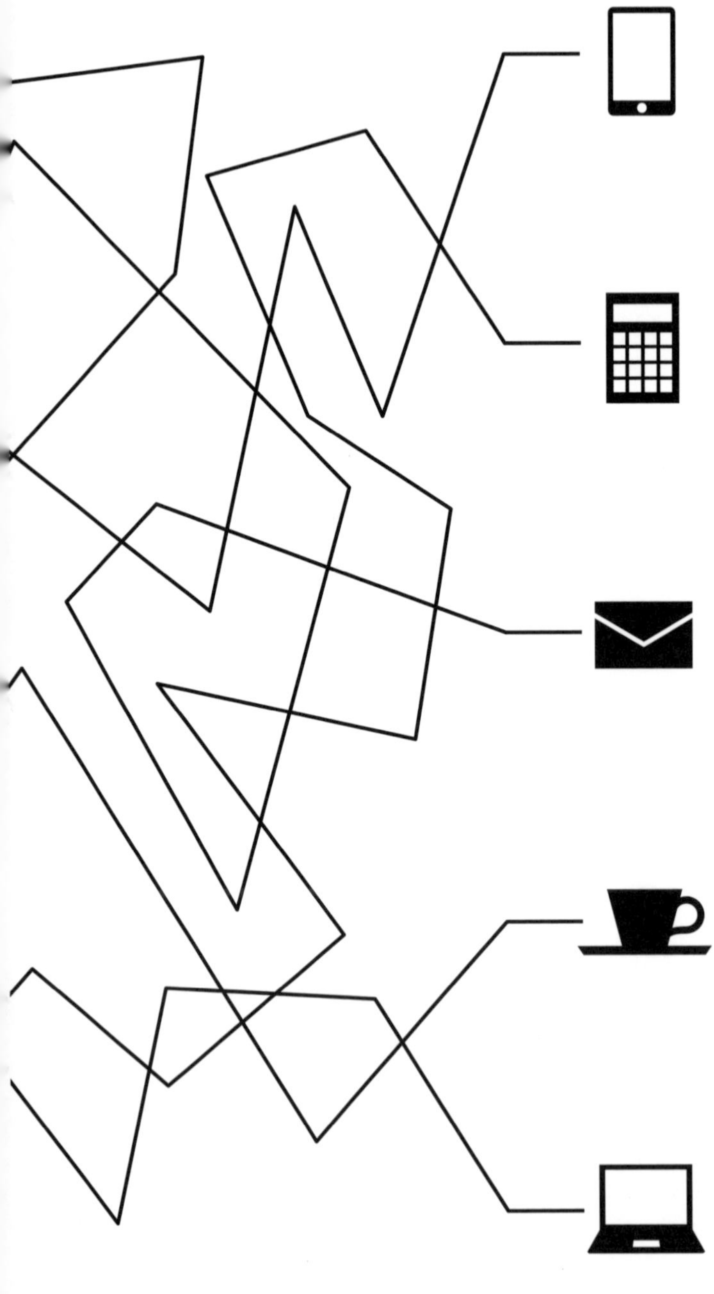

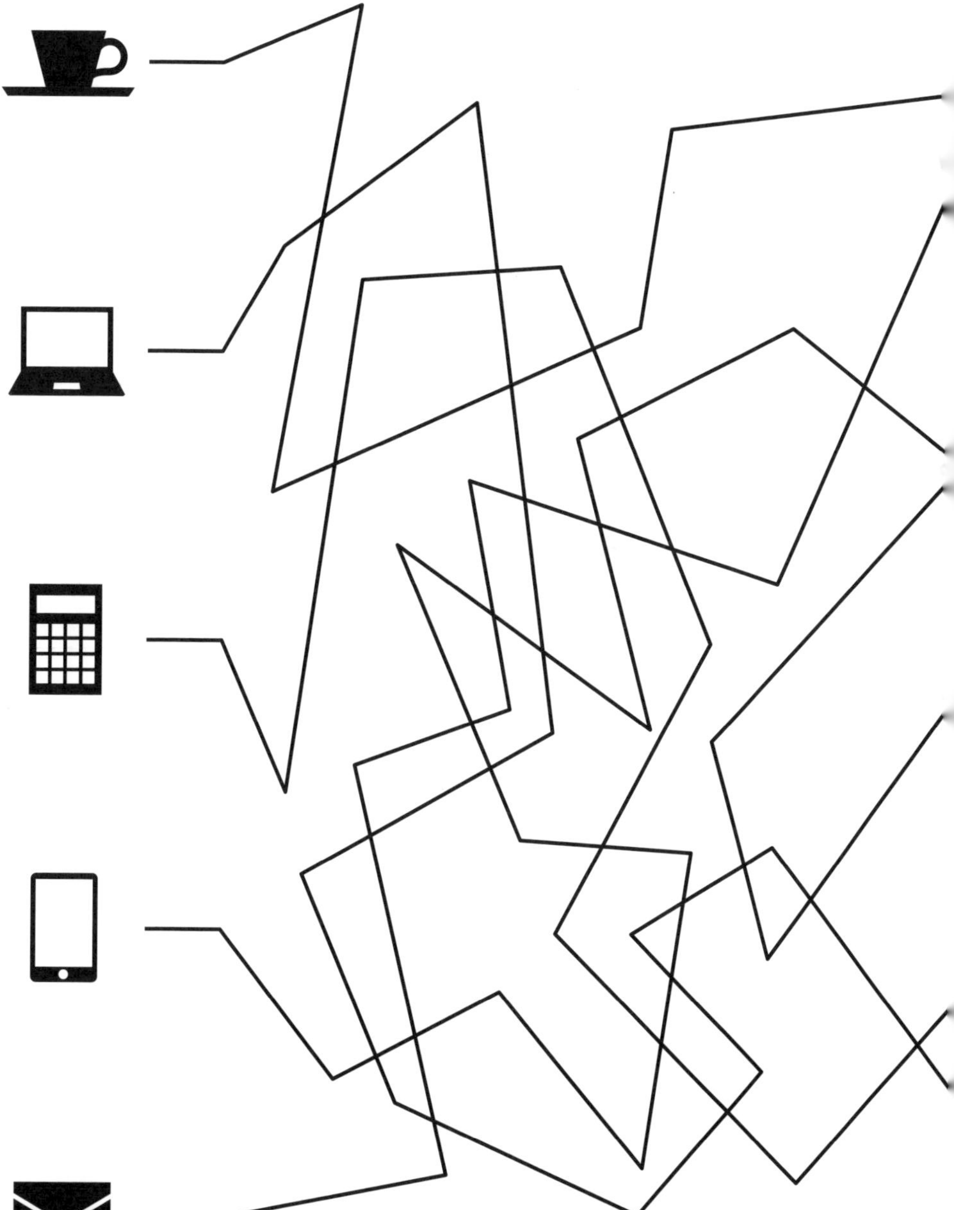

視覺空間認知

基本題：對照範例A、B以及下面的圖，找出完全相同的形狀。試問有幾個？

應用題：找出旋轉後形狀相同的圖，試問有幾個？（答案在下一頁）

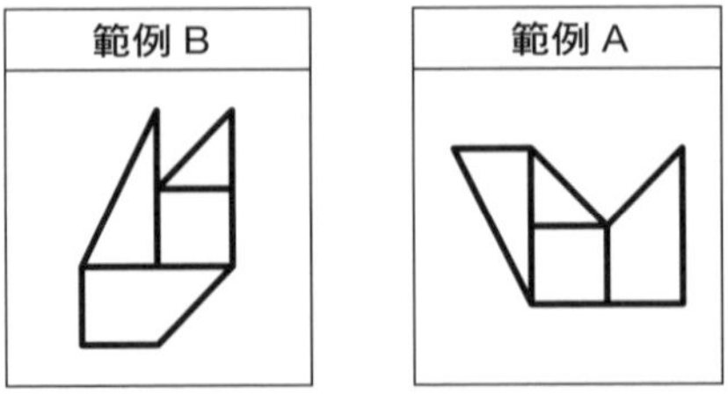

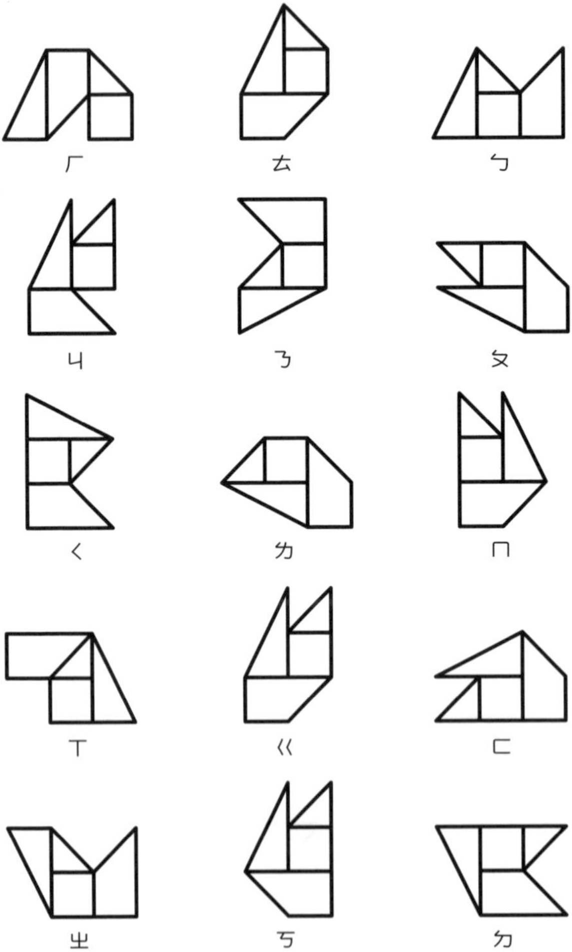

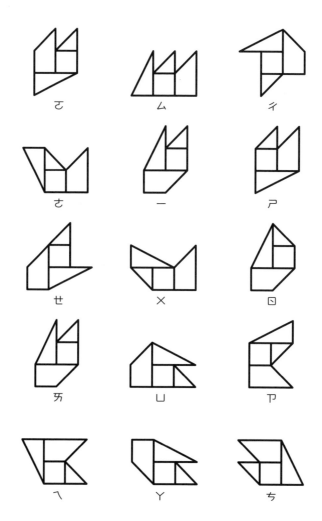

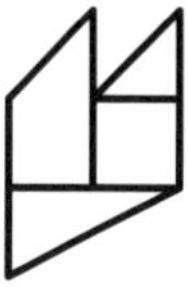
ㄛ

ㄙ

ㄔ

ㄜ

ㄧ

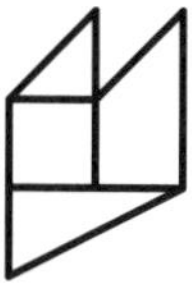
ㄕ

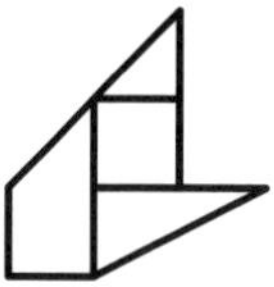
ㄝ

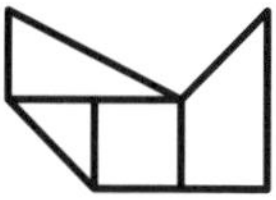
ㄨ

ㄖ

ㄞ

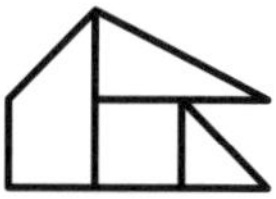
ㄩ

ㄗ

ㄟ

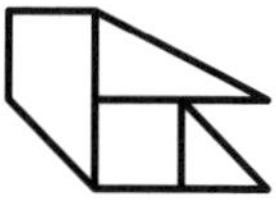
ㄚ

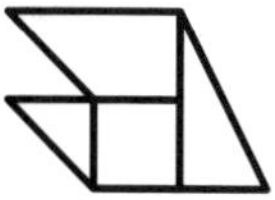
ㄘ

視覺空間認知的解答

輪流對照範例和圖畫，會變成很好的眼球運動。

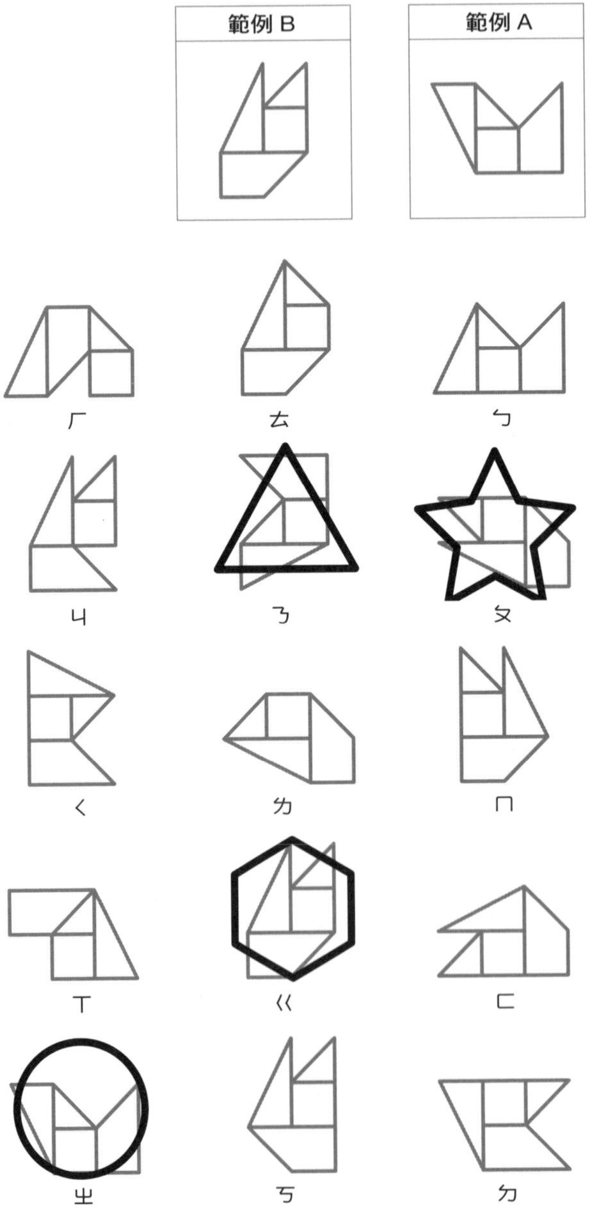

A 基本：2 個（ㄓ、ㄜ）
A 應用：3 個（ㄋ、ㄓ、ㄗ、ㄜ）
B 基本：4 個（ㄍ、ㄧ、ㄞ）
B 應用：5 個（ㄆ、ㄍ、ㄧ、ㄚ、ㄞ）

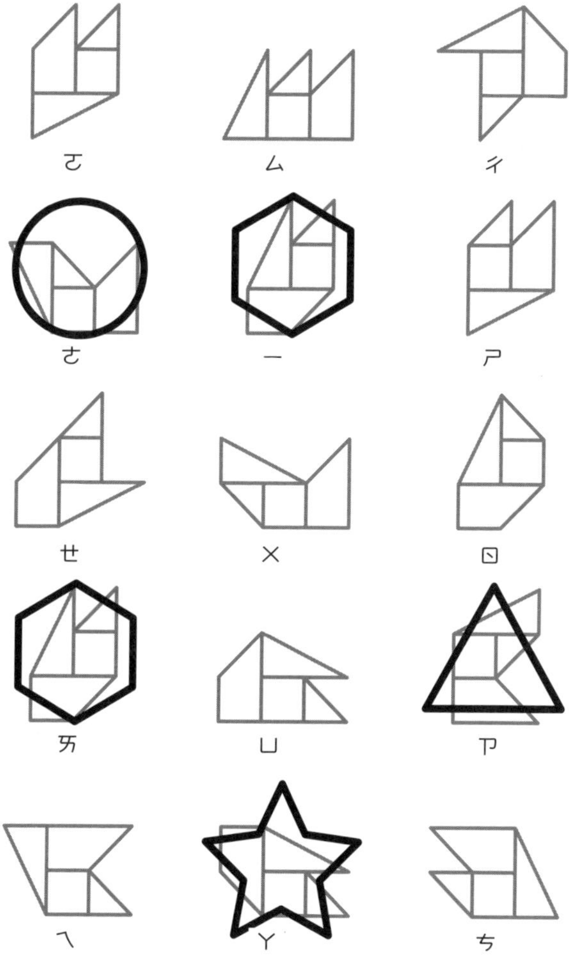

觸碰數字（跳視眼球運動）

依照順序追蹤數字①→②→③……㉚。

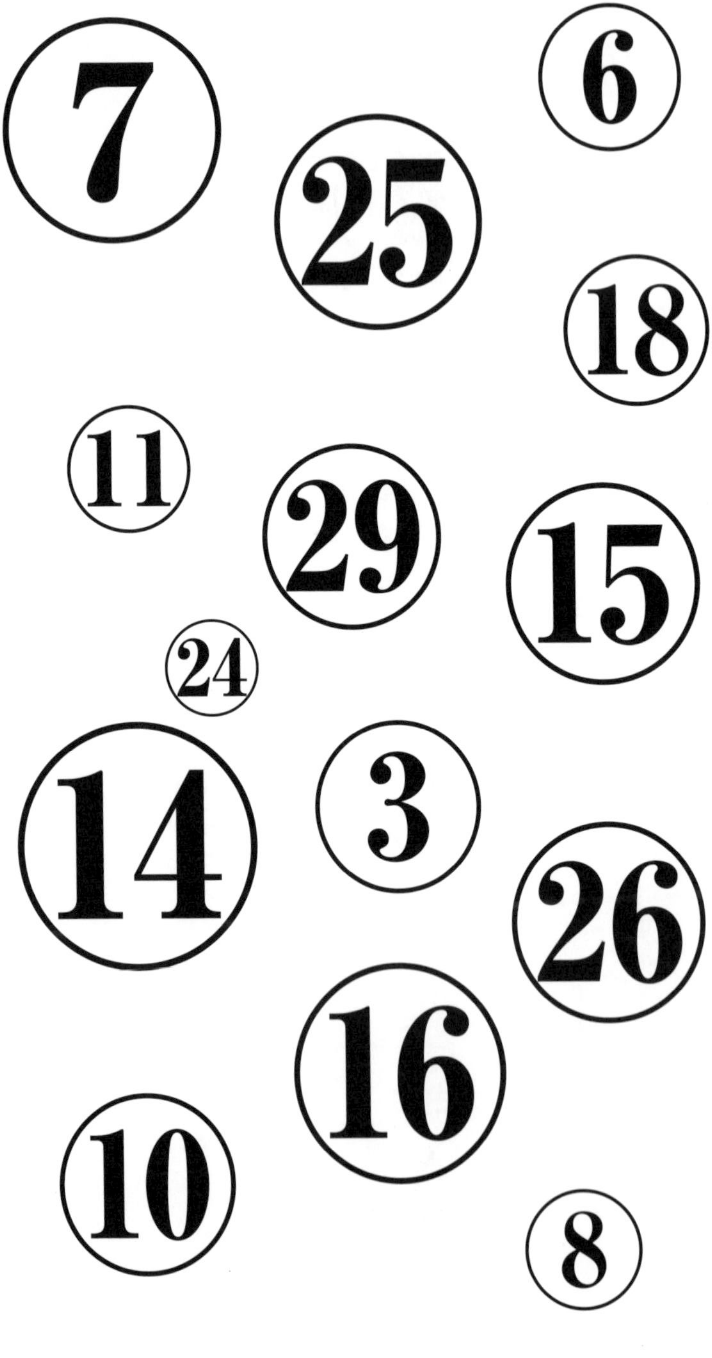

30

28

4

19

21

17

5

1

22

27

2

20

23

13

9

12

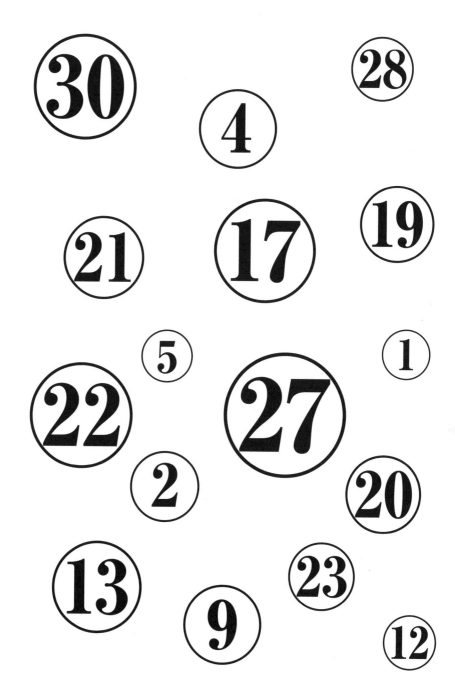

觸碰數字和字母（跳視眼球運動）

只用眼睛依①→Ⓐ→②→Ⓑ→③→Ⓒ……的順序追到㉖→Ⓩ。

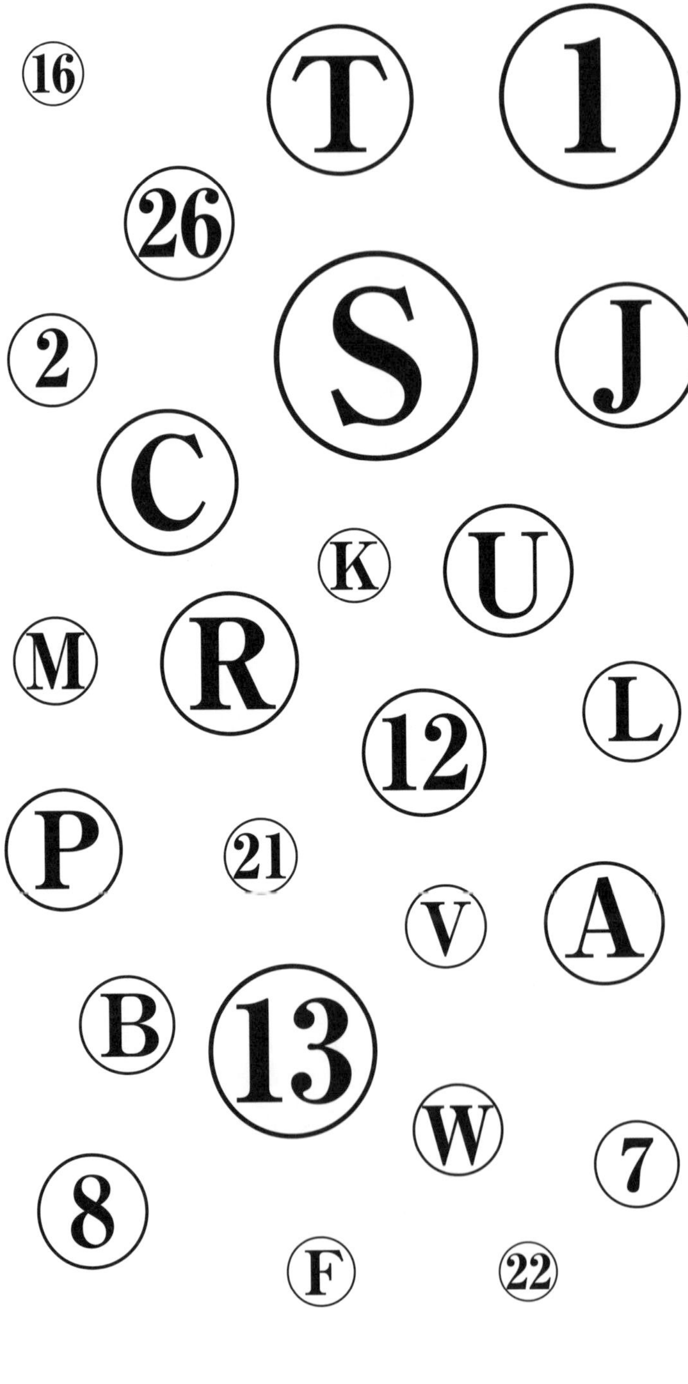

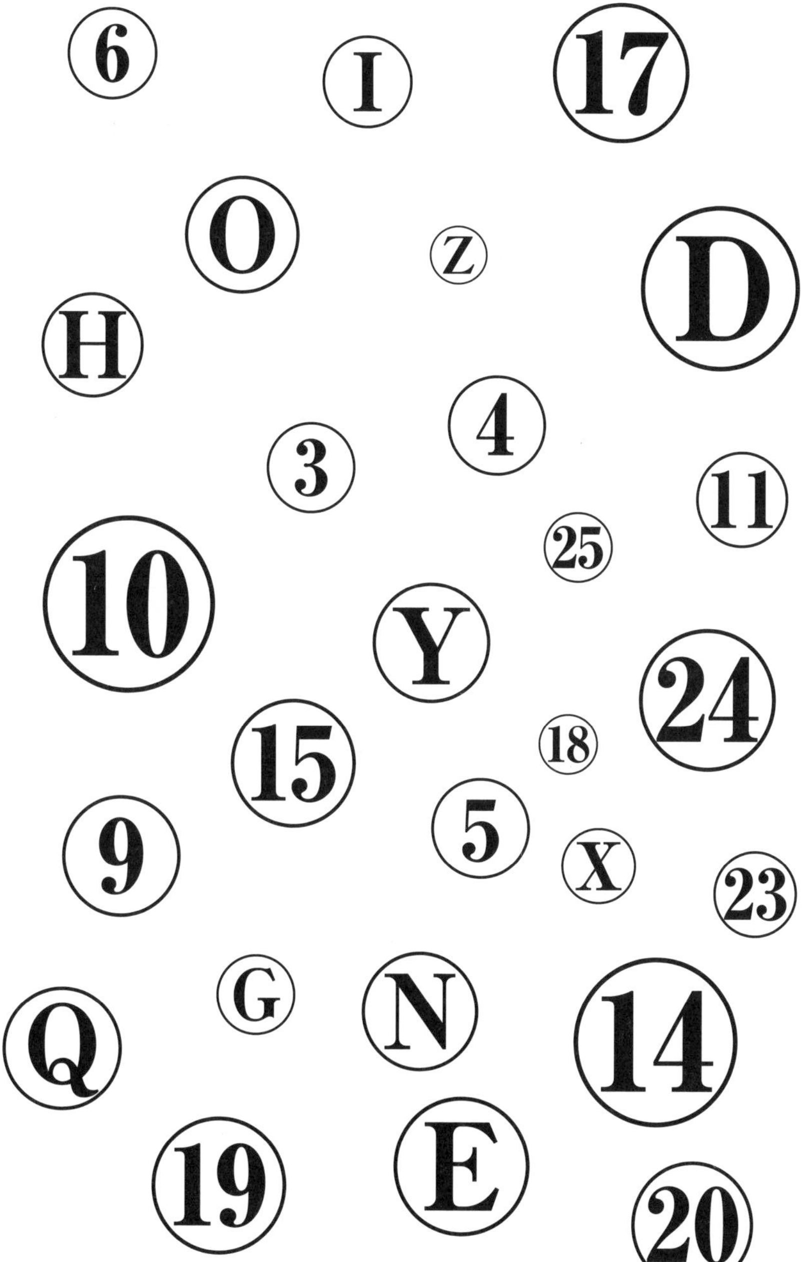
6
I
17
O
Z
D
H
4
3
11
25
10
Y
24
18
15
5
9
X
23
G
N
Q
14
E
19
20

觸碰詩詞（跳視眼球運動）

依照詩詞順序，只用眼睛追蹤文字。

數 一 分 漁 為 去 付 此 期 彼 論

《漁父》 蘇軾

漁父飲，
誰家去，
魚蟹一時分付。
酒無多少醉為期，
彼此不論錢數。

不少無時

誰酒多

家錢魚

醉父飲蟹

觸碰注音符號（跳視眼球運動）

依照以下《伊呂波歌》的注音順序來追蹤文字。熟練後也可以用其他和歌練習。

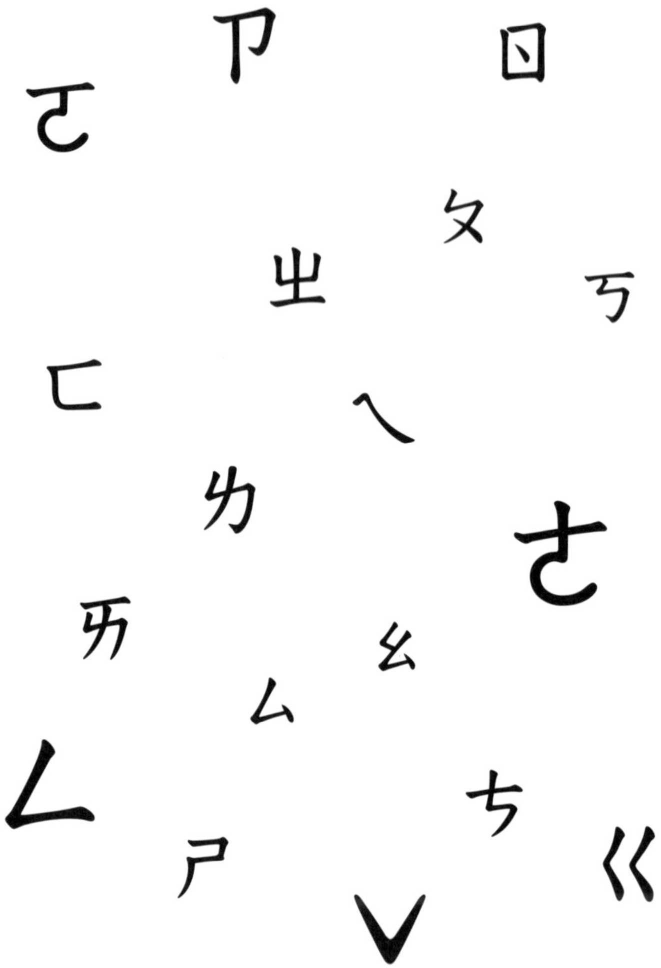

伊呂波歌

花開馥郁終須散，
我世誰人得久常。
萬重幽巖今蹈越，
浮生醉夢勿迷茫。

鳥啼歌

啁啾夢喚聲，
起看日東明。
曉岸輝空色，
帆群坐霧盈。

ㄤ

ㄦ　ㄔ　ㄉ

ㄇ

ㄒ

ˋ　ㄅ　ㄊ　ㄐ

ㄩ

ㄚ

ㄏ　ㄋ

ㄨ　ㄡ　ˊ

ㄑ　˙

ㄧ

ㄢ　ㄣ

ㄝ

一二三祝詞

人含道善命報名，
親兒倫元因心顯
煉忍。
君主豐位，
臣私盜勿，
男田畠耘，
女蠶績織，
家饒榮理。
宜照法守進惡攻
撰欲我刪。

跳讀（跳視眼球運動）

讓眼睛依照以下的縱向和橫向標示，跳躍追蹤及默唸《方丈記》的序文。

逝川

之流

不絕，

然非

未曾

常駐。

之人與住所，

如是矣。

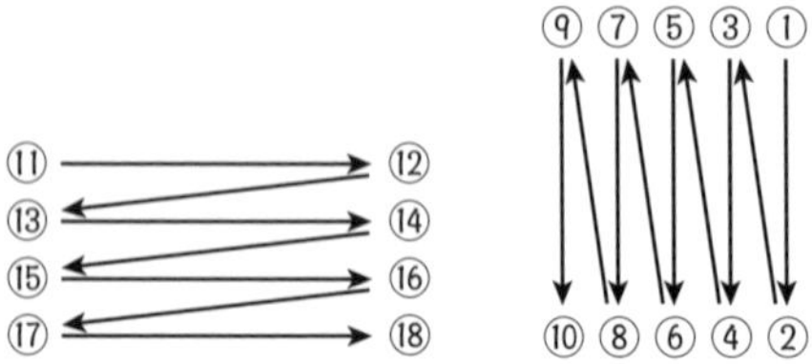

原水　本貌。

浮於　滯處

之沫，　時消

時聚，

久留

世上

亦復

（按：《方丈記》序文為：「逝川之流不絕，然非原水本貌。浮於滯處之沫，時消時聚，未曾久留常駐。世上之人與住所，亦復如是矣。」）

鬥雞眼和脫窗眼

擺出鬥雞眼和脫窗眼，讓左右的圖畫重疊。若成功做到，可將書往上下、左右或其他方向挪動來看。

等級 1

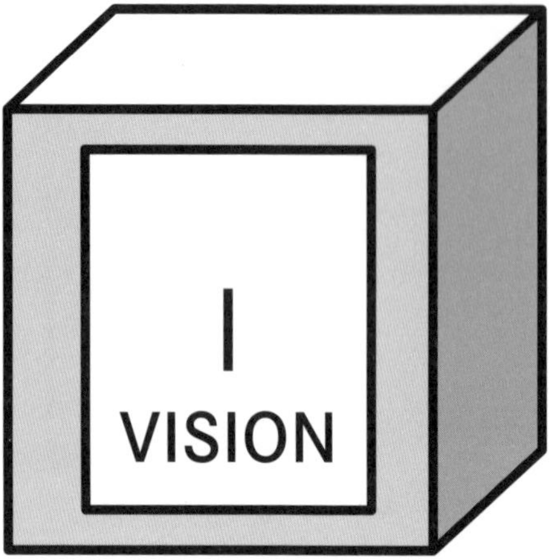

等級 2

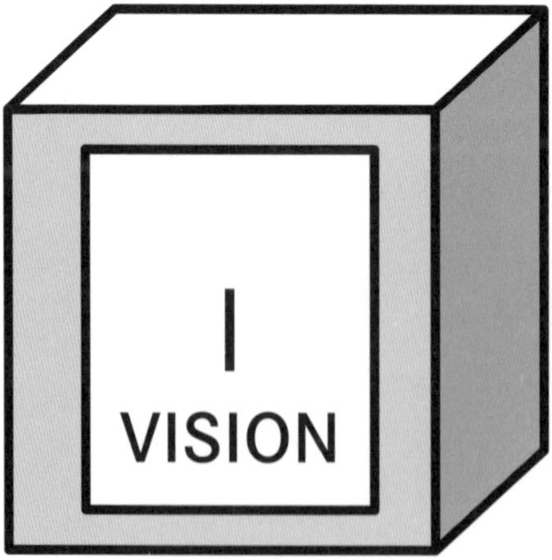

鬥雞眼

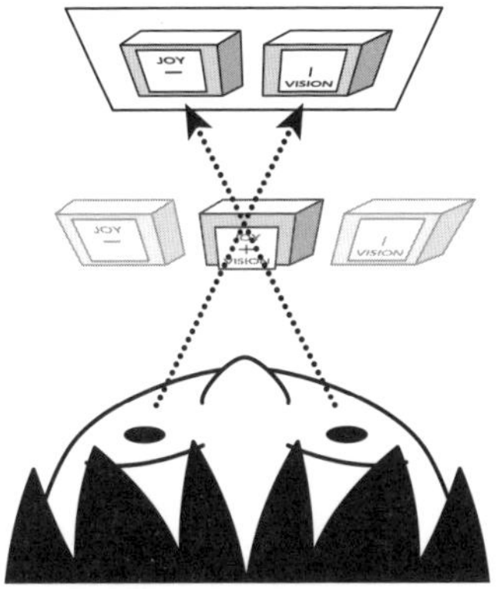

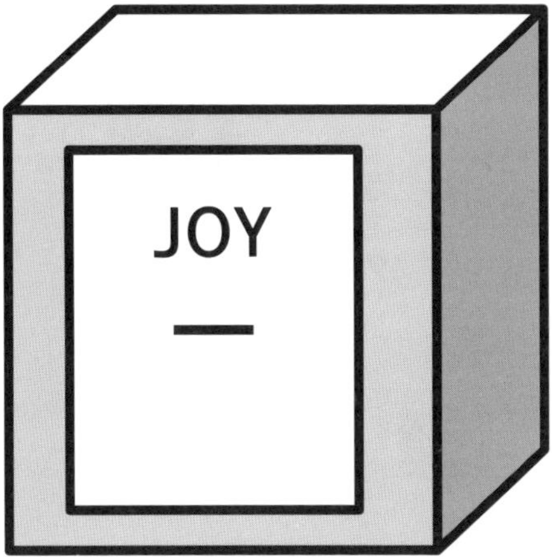

用右眼看左盒，左眼看右盒，呈現鬥雞眼後，眼前畫面會重疊，中央會浮現較大的＋號。訣竅在於看的焦點要比書還近。這時正中央會出現盒子，畫面看起來會有 3 個盒子。

脫窗眼

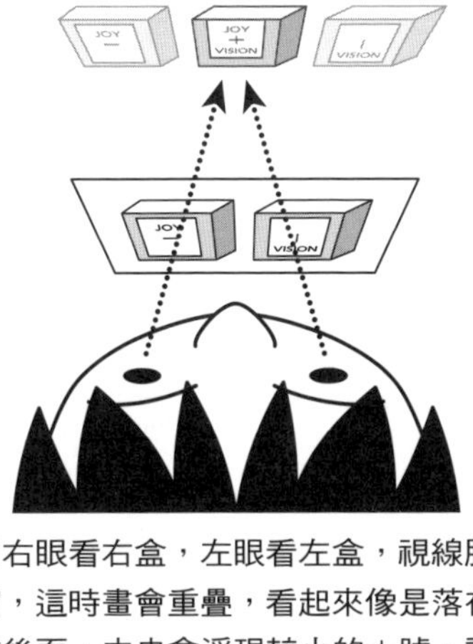

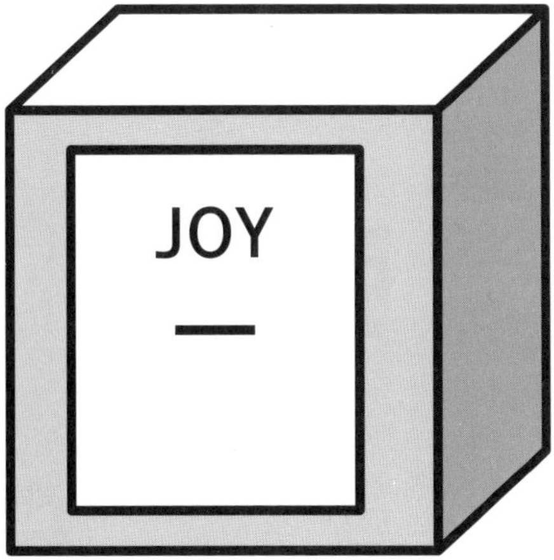

用右眼看右盒，左眼看左盒，視線脫窗，這時畫會重疊，看起來像是落在書後面，中央會浮現較小的＋號。訣竅是看的焦點要比書還遠。這時盒子會陷進正中央，畫面看起來會有 3 個盒子。

擴展視野①

書盡量貼近眼睛，看中間星號，同時也要將注意力擴散到周圍的文字上。看不清字沒關係，能隱約辨識即可。

明
治
憩
笑
好
休
樂
弛
寢
柔

晴
眠
歡
歌
美

★

和
癒
伸
喜
快

擴展視野②

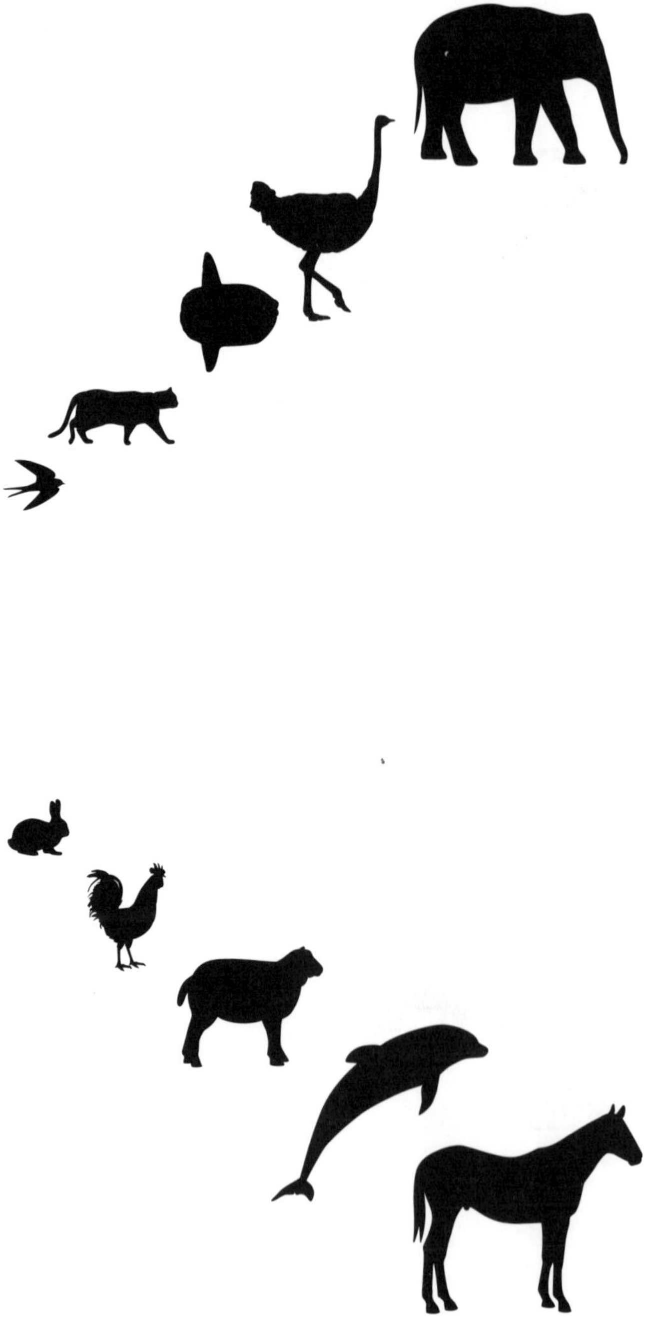

書盡量貼近眼睛，看中間星號，同時也要將注意力擴散到周圍的動物上。看不清也沒關係，能隱約辨識即可。

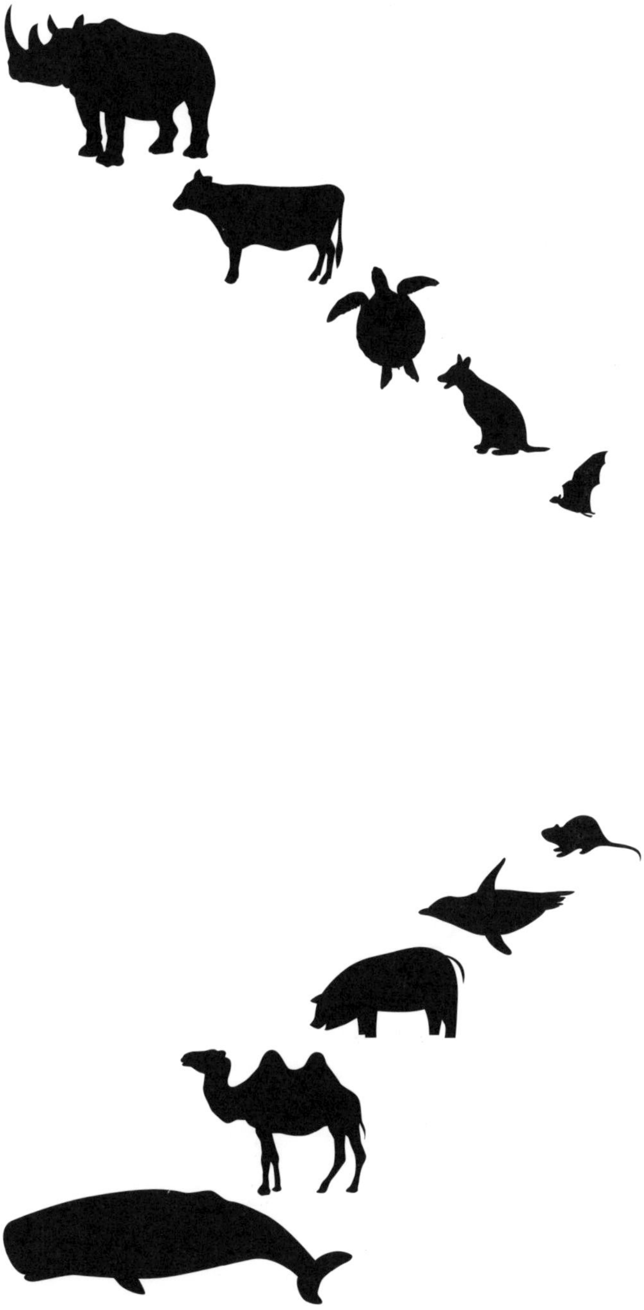

豎指體操

頭部不動，只用眼睛追蹤插圖，
同時嘗試用手跟著豎起指頭做動作。

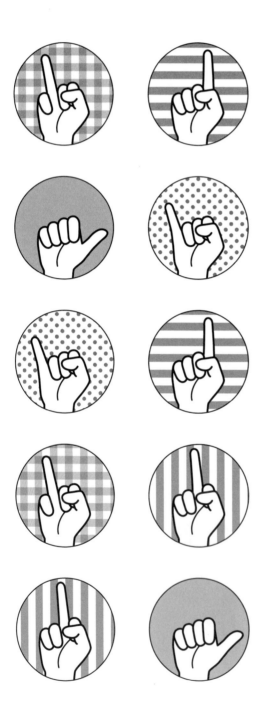

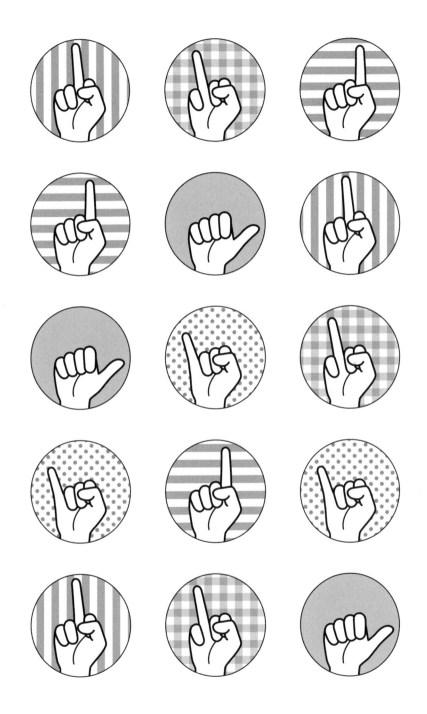

配合自己的生活節奏做訓練

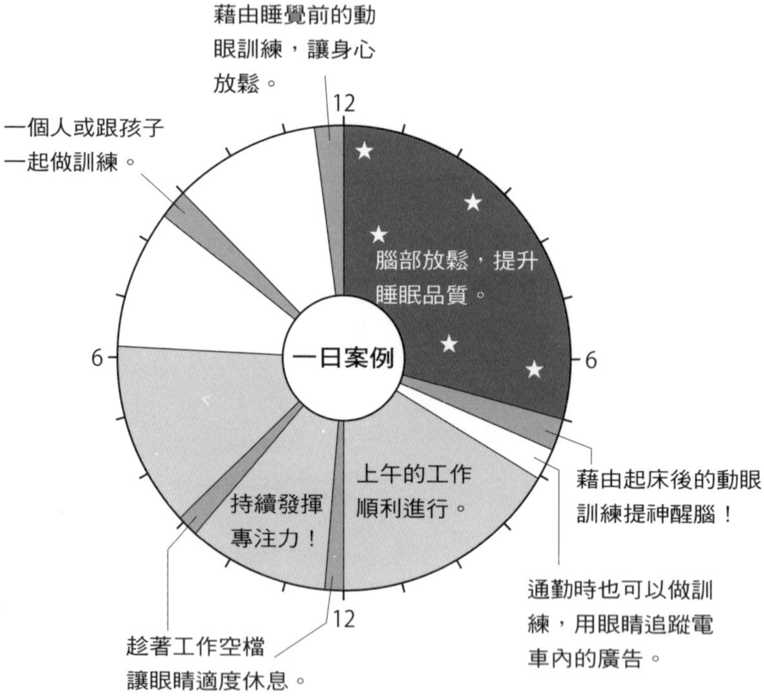

我們要養成習慣，趁著起床後、白天、就寢前和其他時間，配合自己的生活節奏做訓練。只要每天做幾次，整天都能維持專注力。

後記

天天做動眼訓練，所有煩惱都能解決

二〇一九年十月底，我因急性心肌梗塞而緊急入院。醫師在手術前告訴我：「每五個人，就會有一人因這種病死亡。」這是我有生以來第一次實際面對死亡。

動完手術前的期間，我不斷的想著：「我還不能死，我還沒有把視覺訓練法傳授給需要的人，假如病治好了，我想讓更多的人知道動眼訓練法。」

我小時候因視覺能力貧弱而有許多不便，還自我否定，心裡也有著疙瘩，所以我想幫助同樣因視覺能力所苦的孩子和家長減輕壓力。我一邊如此期盼，一邊與病魔奮戰。十七天後，我得以平安出院。

後來這本書隨即決定要出版，讓我突然意識到自己能達成的使命，比以前還要多。

不論是工作上有不如意的商務人士；眼睛老化、衰弱，而感到沮喪的中高齡長者；遇到孩子有不擅長的事情，便跟孩子不斷多方嘗試的家長等，我相信**透過動眼訓練，大多數人的煩惱都得以解決**。

不論是誰都曾為了雞毛蒜皮的小事，認定自己什麼都做不好，是個沒有用的人。我以前也是如此，沒有自信心，甚至可以說充滿自卑感。

做了動眼訓練之後，即使跟他人相比，我仍有很多不擅長和做不好的事，但我不再因此感到自卑。

雖然人難免會消沉，不過，只要熟悉動眼訓練，情緒就不會長期低迷，更能正面的看待自己的優缺點。哪怕是不擅長的事情，只要試著持續做久一點，有時也可以克服。

一個人就算有不擅長的事情也沒關係。舉例來說，即使叫我像村田選手一樣，當上職業拳擊世界冠軍，或做其他困難的事，我也沒辦法做到。

但在日常生活中，若能落實本書介紹的動眼訓練，這套方法定能更讓你感受到開心的事，心情也會輕鬆起來。哪怕只有一點點，也可以從現在做起，累積許多的小小一步，就會變成人生當中的重大契機。

過去專心接受視覺訓練的各位學員、在日本和美國指導我的老師、一起參與指導動眼訓練的夥伴、盡力幫助本書出版的光文社三野知里女士，還有總是以家人身分支持我的妻小，在此深表感激之意。

假如本書能為讀者帶來改變的契機，則是本人之幸。

國家圖書館出版品預行編目（CIP）資料

奧運金牌天天做的動眼訓練：看到字海就浮躁、看錯數字、東西在眼前卻找不著、打球被笑協調差、窄巷會車停車老A到……有救／北出勝也著；李友君譯. -- 初版. -- 臺北市：大是文化有限公司，2021.01
208面；14×21公分. --（EASY；095）
譯自：米国ビジョントレーナーが教える 眼を動かすだけで1分間超集中法
ISBN 978-986-5548-28-5（平裝）

1. 眼科　2. 視力保健　3. 健康法

416.7　109017774

EASY 095

奧運金牌天天做的動眼訓練

看到字海就浮躁、看錯數字、東西在眼前卻找不著、打球被笑協調差、
窄巷會車停車老 A 到……有救

作　　者／北出勝也
譯　　者／李友君
責任編輯／陳竑悳
校對編輯／林盈廷
美術編輯／張皓婷
副總編輯／顏惠君
總 編 輯／吳依瑋
發 行 人／徐仲秋
會　　計／許鳳雪、陳嫤娟
版權經理／郝麗珍
版權專員／劉宗德
行銷企劃／徐千晴、周以婷
業務助理／王德渝
業務專員／馬絮盈、留婉茹
業務經理／林裕安
總 經 理／陳絜吾

出 版 者／大是文化有限公司
臺北市衡陽路 7 號 8 樓
編輯部電話：（02）23757911
購書相關資訊請洽：（02）23757911 分機 122
24 小時讀者服務傳真：（02）23756999
讀者服務 E-mail：haom@ms28.hinet.net
郵政劃撥帳號／ 19983366 戶名／大是文化有限公司

香港發行／豐達出版發行有限公司
Rich Publishing & Distribution Ltd
香港柴灣永泰道 70 號柴灣工業城第 2 期 1805 室
Unit 1805, Ph.2, Chai Wan Ind City, 70 Wing Tai Rd, Chai Wan, Hong Kong
Tel：21726513　Fax：21724355
E-mail：cary@subseasy.com.hk
法律顧問／永然聯合法律事務所

封面設計／孫永芳
內頁排版／邱介惠
印　　刷／緯峰印刷股份有限公司
出版日期／2021年1月初版
定　　價／新臺幣 340 元
ISBN　978-986-5548-28-5